洪泰雄

35921 吃出好體質

課後加強版

《吃出好體質》暢銷增訂版

臺大爆棚營養課教師傳授的23堂聰明挑食法

臺灣大學、中原大學營養課程教師
洪泰雄——著

目錄

Contents

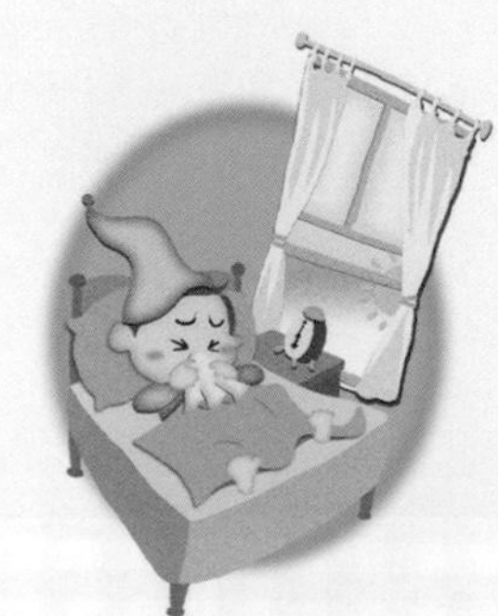

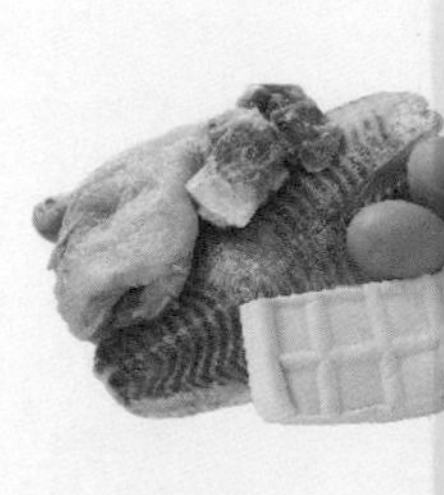

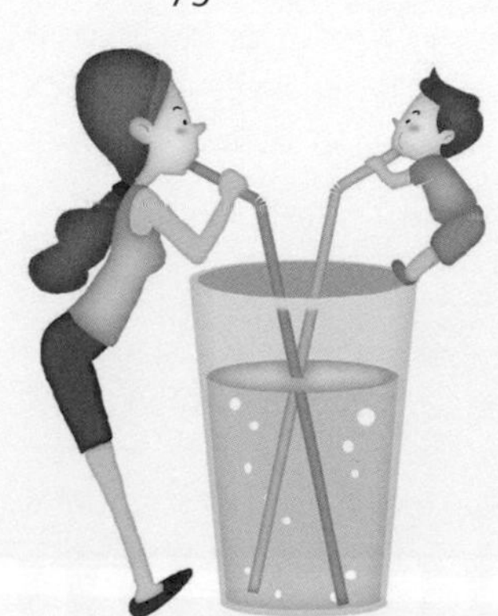

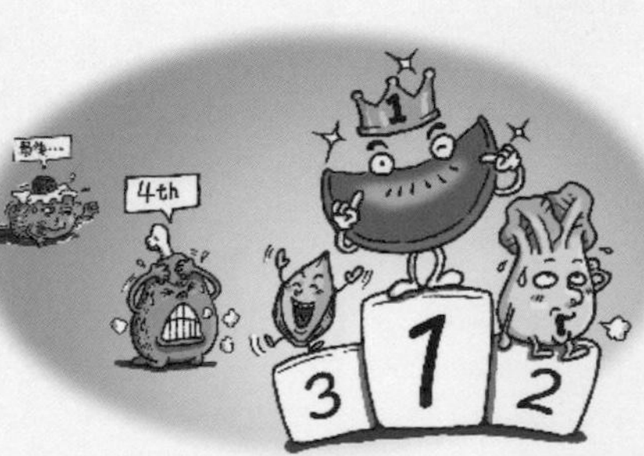
4th
1
3
1
2

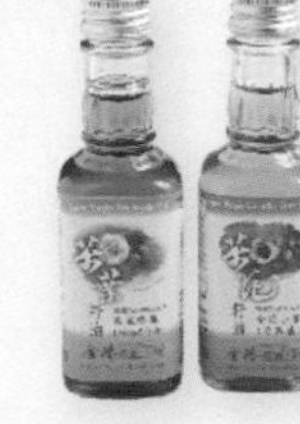
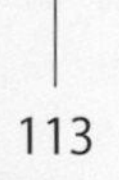
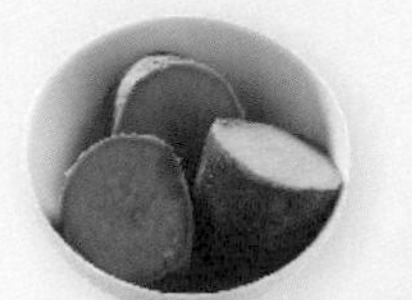
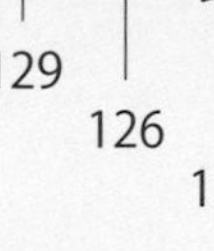
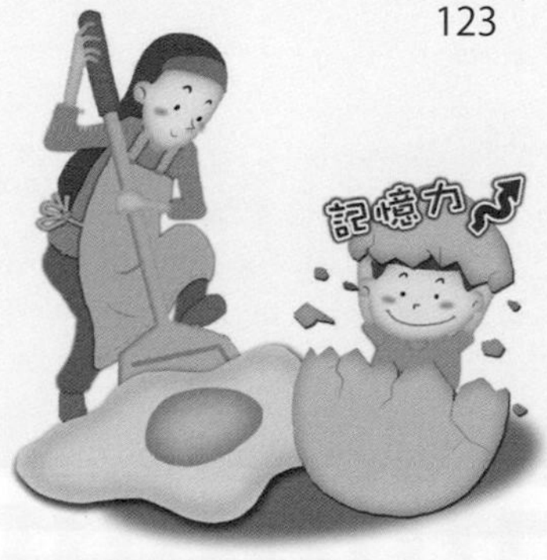
記憶力

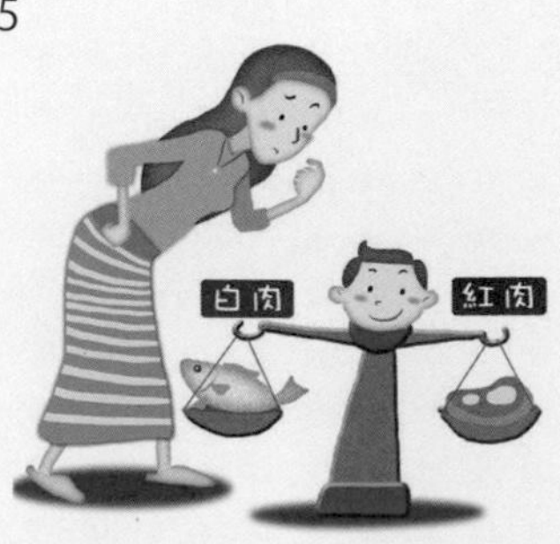
白肉
紅肉

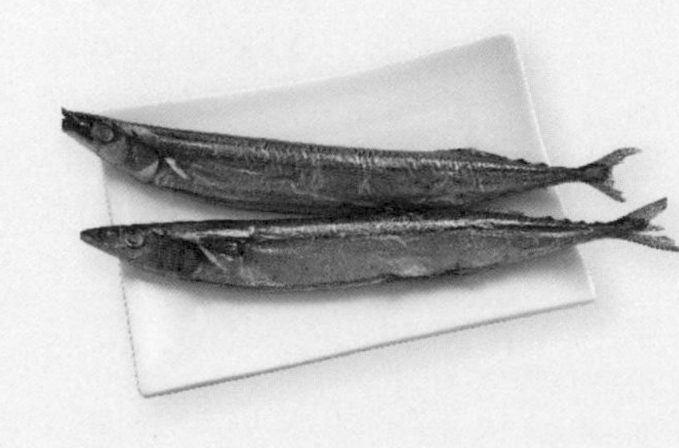

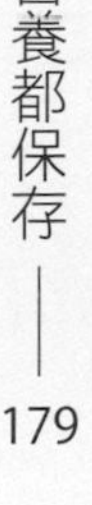

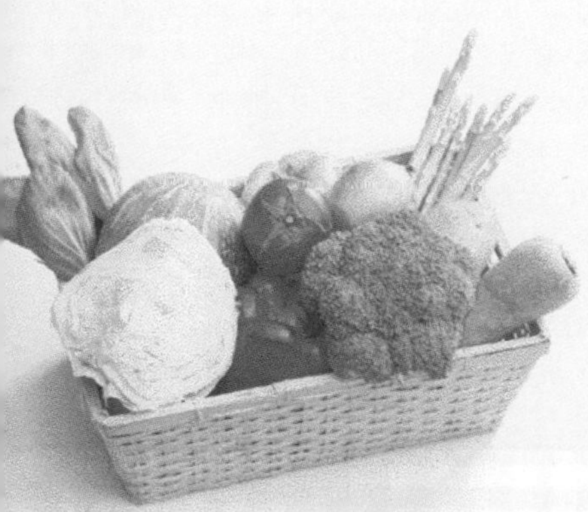

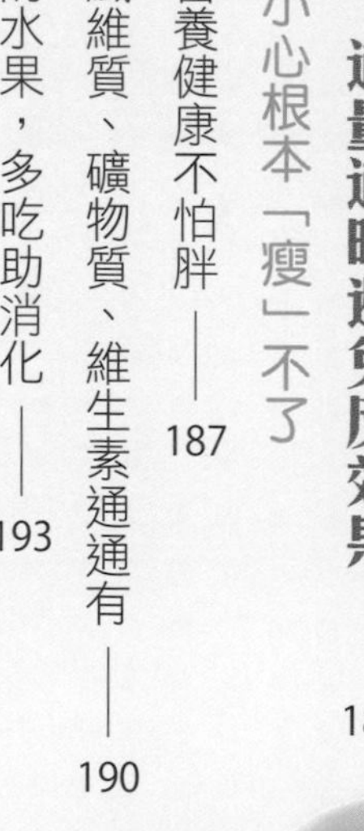

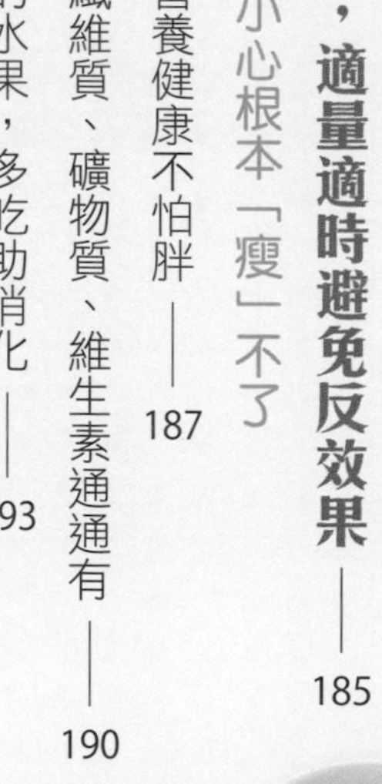

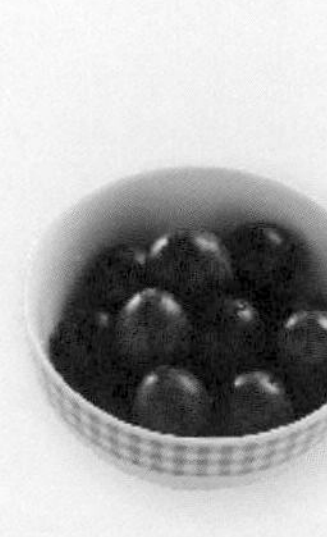

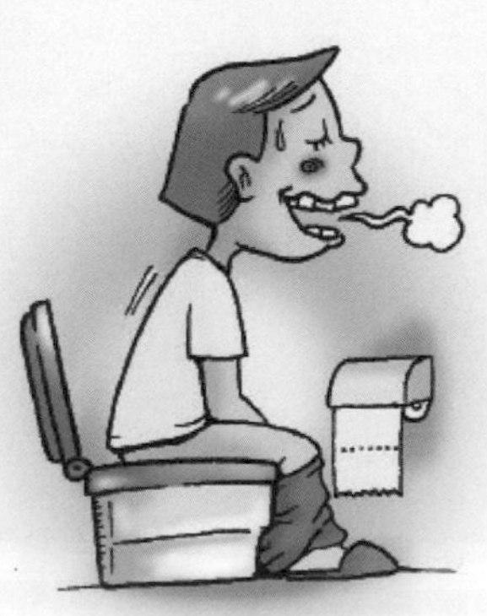

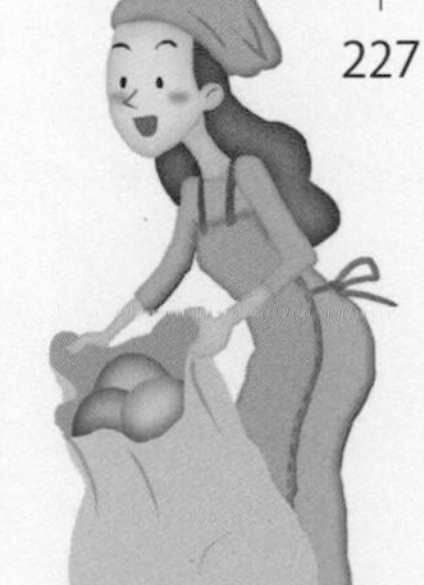

體脂肪

Lesson 21

課後強化班（一）

如何正確幫助孩子完整生長發育？——237

辨別飲食、睡眠特性，吃出全身好體質，快高長大

Lesson 22

課後強化班（二）

怎樣正確幫助孩子腦、眼、腸的生長發育？——249

吃對食物、養成好習慣，讓重要器官好好發展，奠定成長基礎

Lesson 23

課後強化班（三）

揭示飲食秘訣，將零食和飲料轉化成健康美味，讓「垃圾變黃金」

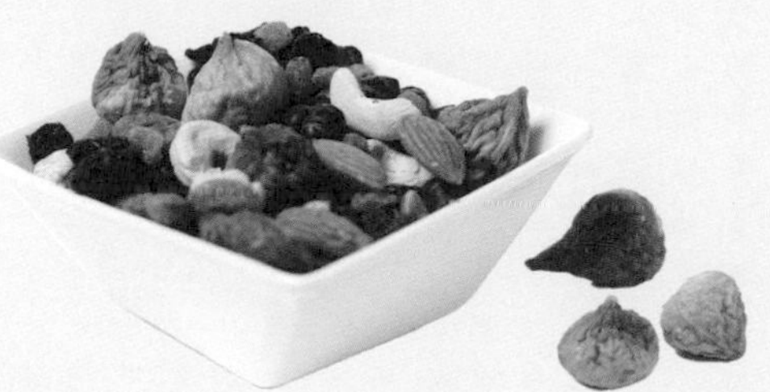

推薦序01

了解食物營養，成為真正的健康飲食者

臺大醫院前院長、臺大醫學院急診醫學科教授

陳石池

認識洪泰雄主任的人都知道，不論任何時間、地點，只要有機會，他一定不吝與身邊的人分享，這幾年他學習「健康」和「營養」的心得。畢竟，這兩個詞彙，在他身上有了全新的體認及實踐。

二〇一〇年至今，看著洪主任許下志願，並且逐步實現，除了開心，還有感動。他將心路歷程廣泛分享，致力將對大眾而言，過分深奧、專業的營養學知識，轉換成淺顯易懂的文字，期待嘉惠更多人。

繼《代謝平衡，健康瘦身》及《均準飲食，順便瘦身》後，近日，有幸搶先閱讀洪主任的這本新作，發現本書不只延續前兩本暢銷著作強調「正確飲食」的理念，更是希望讀者能透過營養學觀點，了解健康飲食的原則。

洪主任向來擅長以「簡單文字，說明複雜的事」，這本書亦保留這個特色。藉由平易說明，**洪主任把平日攝取食物的營養價值，做了詳盡分析，好讓讀者在吸收、了解、內化後，成為一個健康飲食者，並在每次進食間，達到促進健康的目的。**

或許，正是對於「營養」這門學問，太過熱愛，而使洪主任更加督促自己，充實相關知識，短短數年，在繁忙的行政工作中，尚投入教學領域，將營養學範疇傳達學子。由一開始的口頭宣傳，到出版專書，到現在於臺大、中原大學等大專院校教授課程，雖然，忙得不可開交，仍然樂此不疲。對於這種熱忱和毅力，我要再次表達由衷敬佩之意。也期待讀者們在閱讀本書之後，能跟我一樣，感受到作者滿滿的美意，並帶給您及身旁親友更健康、更幸福的快樂生活！

吃對食物，享受健康

書田醫院副院長兼美容醫學中心主任醫師、前臺北長庚醫院皮膚科系主任

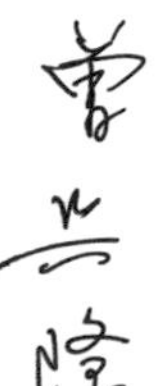

洪主任是我的好朋友，「吃對食物，享受健康」是他常掛在嘴邊的話，他自詡為苦行僧、傳教士，要將營養知識傳播出去。看著他從不健康到健康、從胖子到標準身材，才曉得其中奧妙，竟然如此的簡單——**了解飲食原則、食物營養，注意熱量攝取，就能改變體質，還給自己健康的身體**。

前陣子，洪主任至我服務的書田醫院演講，前後兩次分別以「代謝平衡，健康的飲食生活」與「從營養學談食物療癒身體的能力」為題，演講讓我看到他對營養學的投入。這次，他要我替他的第三本書撰文寫序，實感幸運。

瀏覽內容後，我才知道常吃的「三白」——白飯、白麵包、白麵條，竟是健康殺手。三白皆為醣類，使血糖快速上升、胰島素不斷分泌，熱量易囤積，吃多當然怎麼減都肥。我也知道了，一天喝水兩千毫升左右，讓腸胃能順利代謝毒素，若加上足夠膳食纖維，要不瘦也很難。洪主任幾乎把飽讀八百本書的知識融會貫通，濃縮精華成20堂課，並有系統地呈現。相信繼《代謝平衡，健康瘦身》與《均準飲食，順便瘦身》二本暢銷書後，這本書也會成為炙手可熱的著作。

套句洪主任的名言：「藥物不是我們的生活，食物才是我們的希望。」各位讀者，也許不若我幸運，可以常接收洪主任的耳提面命、苦口婆心，但是，透過這本大作，你也可以認識洪主任。花點時間閱讀，絕對是入寶山而不空回，不僅您獲得健康，也能和周遭親友一同實踐。願我們能一起健康，一起長命百歲。

「健康」是最值得經營的事物

暨南大學前校長 蘇玉龍

欣聞「臺大洪主任」的新書即將上市，身為泰雄兄的好朋友，兼為營養知識方面的忠實粉絲，我何其有幸，能先睹為快！

泰雄兄這本書，不同於過去兩本暢銷著作，以打造窈窕身材為目標，而是進一步**延伸營養與飲食的關聯性，強調導正飲食習慣，就能改善壞體質、打造好體質的必讀佳作**。

過去，泰雄兄在飽讀群書、身體力行下，成功甩肉，且樂於分享與推廣，誠心希望身邊親友、讀者，藉由飲食得宜的模式，找回健康與輕盈。我也是受惠者之一，當初受泰雄兄鼓勵，實踐「3592 1」原則，而減重10公斤，至今多年，未曾出現「溜溜球」效應，這是我當初沒想過的：原來，先吃「蛋白質」的效果，如此驚人！

本書由基礎入手，介紹人體不可或缺的營養素，如掌控發育的蛋白質、維持機能與代謝的維生素與礦物質等，接著，針對六大類食物，逐一說明，甚至，貼心地提供外食族的食材挑選與搭配技巧。淺顯易懂的文字，娓娓道來，營養學變得清楚、明白，一步一步協助讀者建立「『食用』知識」！

「健康」才是一輩子最重要最需要最值得經營的。我曾在網路上看見一則短文，說：「一個人的健康是1，財富等種種，則是跟在其後的0」，也就是說：一個人若沒了健康，再多財富或成就都沒有意義。親愛的朋友，當你已拿起這本書，就是有心追求健康的人了，接下來，就請趕緊修習這20堂課，照著做，落實書裡的「聰明健康吃」原則。相信不久後，你我都能順利「打造好體質」。

吃對食物，是對健康最有效益的投資

文化大學董事長、臺大大氣科學系終身特聘教授
陳泰然

由衷樂見洪主任繼二本暢銷著作後，又將出版這本著作。前後三本書，可見洪主任一路走來的改變，從以瘦身為目的，轉而追求營養知識。其專業深得認同，不但受邀擔任《國語日報》〈親子愛健康〉專欄作家，也在臺大及中原大學開設課程，實為營養教育的實踐者與傳播者。

現代人生活步調快、壓力大，你是否曾有身體不適，卻找不著原因的經驗，如頭暈、肌肉痠痛、疲勞、無力感，雖非大病，但對生活品質卻造成影響。其實，很多症狀都能透過正確飲食改善。洪主任書中提及：正確飲食法，首推均衡。那麼該如何平均攝取六大類食物？這在洪主任的新書中，就能獲得解答。

洪主任寫作的奇妙之處，就是把苦惱難解的營養學知識，變得易讀易懂易實踐。我曾與洪主任討論「水果該飯前吃，或飯後吃」，對洪主任強調「飯後吃比較好」也曾懷疑過，不過經由他書裡解釋，我總算了解。洪主任認為在飲食與健康密不可分下，飯前吃水果固然能吸收較多養分，但同時也快速吸收果糖，這促使胰島素大量分泌，將提高糖尿病機率，一旦如此，不就得了營養，卻失去健康嗎？

及早建立正確飲食觀念，對爾後將會是莫大保障。以身為父母的人為例，也許花錢讓孩子補習學科、才藝，但或許不曾想過替孩子補補「健康」。再者，孩子的飲食習慣，多半承襲自父母，父母如不能以自身為表率，毀壞的不僅是自己健康，也會影響孩子的成長。

聰明的讀者想必都能明白，**想要獲得健康，完全無法假於他人之手，唯有吃對食物，才是對健康最有效益的投資**。

循序漸進，為健康加分

臺大醫院前營養部主任
鄭金寶

對於洪泰雄先生繼《代謝平衡，健康瘦身》及《均準飲食，順便瘦身》二書後，又將推出新作品仍深感興奮。當我搶先拜讀這本書的內容後，更覺得這又是一本造福讀者的好書。

這本著作有別於前二書從「代謝平衡」著手，進而控制飲食、健康享瘦，及提供「均準飲食」，維持體態不復胖，這本書不強調瘦身、減肥，而是從**「建立營養學觀念」**，接著**「養成正確飲食習慣」**，進而以**「打造好體質」**為目標。

洪泰雄先生始終深刻期待所有的讀者（不論胖瘦），都可以透過書中淺顯易懂的文字，迅速掌握各種營養素對身體的重要性，並把握適時適量的攝取，為健康加分。循序漸進地篇章規劃、精緻的配圖與表格，讓人愈讀愈上手，實踐起來更輕鬆。

其中，我印象最深刻的是第10堂課。作者洪泰雄先生以「雞蛋」為例，破解不少人對蛋的誤解，像是蛋的膽固醇含量高，常讓人猶豫吃或不吃；或蛋是過敏原，很多人害怕吃蛋等，往往有各種疑惑，讓人對「雞蛋」心生矛盾，因而錯過蛋的營養。其實，不只是「蛋」，很多食物都會因為「聽說」，而飽受冤枉，唯有真正了解食物的營養價值、攝取方式，才能不被「聽說」所迷惑，不是嗎？

洪泰雄先生最初是因為自身健康狀況的考量，努力瘦身，故他深感健康對人的重要性。這也使他不斷擷取新知、深入鑽研，除了撰寫書籍，更前進大專院校授課、撰寫專欄，且深獲學生、讀者的喜愛。這本書可以算是集結精華，是一本想要掌握健康者，非讀不可的著作之一，千萬不要錯過！

推薦序06

聰明選、健康吃，年輕永續

知名藝人、主持人
况明潔

我自19歲出道，至今已將近30個年頭，忙碌的演藝生活，導致經常性作息、飲食不正常，也許因為年輕、對工作喜愛，讓很少注意「飲食保健」的我，身體狀況維持得宜。直到幾年前，因緣際會主持與生活保健相關的節目之後，我才開始接觸各種身體保健的資訊，也解開了我維持「尚好」狀態的原因。

洪主任曾是我節目的座上嘉賓。訪談中，我獲得寶貴的飲食知識與方法，更在詳讀洪主任暢銷大作後明白，原來，我多年以來：每天喝水二千毫升、飲食多蔬菜少甜食、精緻加工食品少碰……，對我的幫助是這麼大的！為了替健康加分，我盡量依照洪主任的書中指南，逐漸建立「聰明健康吃」的概念。

洪主任的這本新書亦有提到，**營養學概念關乎食材（食物）的選擇、組合與烹調模式。這讓讀者能在市場中，面對千種以上的食材，正確做出選擇，**另一方面，也減少了外食的時候，吃進對身體造成負擔的食物，自然也可以降低食安風暴造成的危害！

近幾年來，我時常被問到「妳是如何保持年輕、維持身材的」？姑且不談其他，單就「聰明選、健康吃」這點，我確實費盡心思。我已將屆50歲大關，這個年紀是我不曾想過，也曾經恐懼的。還好，現在的我，已建立我自己的飲食選擇與模式，我必須說，我有自信可以繼續年輕，並保持身材。

最後，我也要謝謝洪主任，在如此機緣之下，給了我非常正確的知識指導，也期盼各位讀者能透過閱讀這20堂課，為你們的飲食生活建立正確且適合的模式。

持續吃出好體質，讓孩子和全家人真健康

《吃出好體質》一書自出版以來，一直深受讀者喜愛，這促使我在教學過程中積累了更多的營養知識。因此，我決定增修一些內容，旨在更確切地幫助孩子及家人了解飲食健康的重要性。這次的增訂版以強化班的形式，特別增加了三堂課，希望能夠更全面地涵蓋各營養領域，以滿足讀者對於健康飲食的需求。

在（Lesson 21）〈課後強化班（一）如何正確幫助孩子完整生長發育〉中，我們將辨別孩子的飲食和睡眠特性視為關鍵。透過深入討論飲食和睡眠對孩子全面發展的影響，這門課將使家長更能理解並實際應用在孩子的日常生活中，從而吃出全身良好的體質。

在（Lesson 22）〈課後強化班（二）怎樣正確幫助孩子腦、眼、

腸的生長發育〉中，我們將深入探討如何正確幫助孩子的腦、眼、腸的生長發育。這門課將覆蓋吃對食物和培養好習慣的重要性，確保孩子的腦、眼、腸等重要器官能夠良好發展，奠定其成長的基礎。

在（Lesson 23）〈課後強化班（三）垃圾食物大變身！飲料和零食的營養大轉化〉中，我們將揭示垃圾食物的大變身，特別聚焦在飲料和零食的營養轉化。這門課將提供飲食的秘訣，幫助家長將零食和飲料轉化成更為健康美味的選擇，實現「垃圾變黃金」，為孩子提供更健康的飲食選擇。

這三堂課的強化班都提供了更深入、更實用的知識，讓家長們能夠更全面地關心孩子的成長。這個增訂版的課程將助您更好地理解如何培養孩子的飲食和生活習慣，為他們打下健康成長的基石。

我的健康轉變始於一場與肥胖的抗爭。面對高血壓、睡眠呼吸中止症的折磨，我下定決心改變。通過研究、K書，並制定

「35921」飲食原則，我成功瘦身17公斤，從中體悟到飲食與健康的緊密關聯。這段經歷不僅啟發了我寫書的念頭，更推動我將這份知識分享給更多追求健康的人們。

我已經寫了包括《35921代謝平衡，健康瘦身（2022暢銷增訂版）》、《35921史上最強瘦身密碼》、《吃出好體質》、《那些吃東西教我的事》等四本有關營養的書。不管因減重或了解營養知識，每一位讀者都是我的動力。特別深刻的是一位罹患糖尿病的讀者，透過「35921飲食原則」，不僅成功減重，還使血糖恢復正常，不再需要糖尿病藥物的依賴。這驚人的轉變讓我更加確信「吃對食物」的力量。

我的教育使命不僅止於書籍。透過講座、媒體、大專院校的課程，我不斷向更多人傳達「健康飲食」的重要性。開設的「營養教育與傳播」課程在臺大取得巨大成功，學生們不僅在課堂中學到營養知識，更成功調整飲食習慣，獲得健康的回報。

成為《國語日報》專欄作家後，我有幸在「親子愛健康」專欄中分享兒童、青少年飲食的知識。這份工作讓我更加深刻地理解「食物具有療癒的功能」，同時也讓我看到家長和老師們對於兒童健康的關切。縱然繁忙，我仍埋首苦讀，不斷更新營養知識，以期為更多人提供實用的飲食建議。從六大營養素到消化作用，我努力將營養學的要點簡單明瞭地呈現，讓讀者可以輕鬆掌握如何達到均衡飲食的目標，打造更好的體質。

最後，我堅信「食物不僅是填飽肚子的依靠，更是構建健康基石的關鍵」。透過了解飲食，我們能夠實現身心的平衡，遠離疾病的侵襲，活出更健康、更充實的人生。這就是我不懈追求的目標，也是我與讀者們共同努力的方向。希望我的分享能夠啟發更多人，開始他們的健康之旅。

我很榮幸在增訂版中向您介紹課後強化班的三堂課，讓我們深入探討如何正確幫助孩子實現完整的生長發育。希望這份增訂版能夠為您和更多家庭帶來更多實用的飲食知識，讓每一位讀者都能夠持續而長久享受到飲食帶來的健康與幸福。

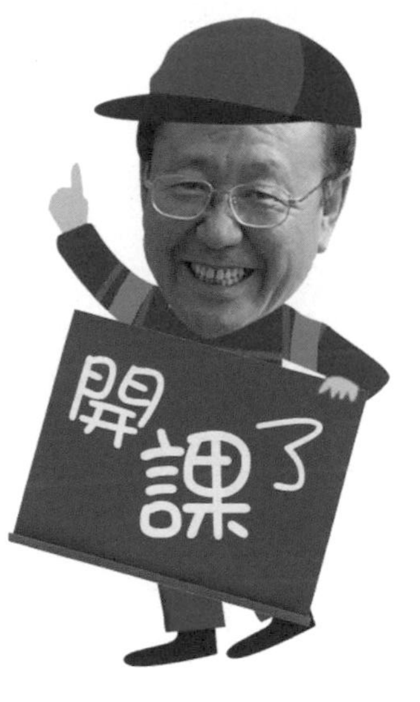

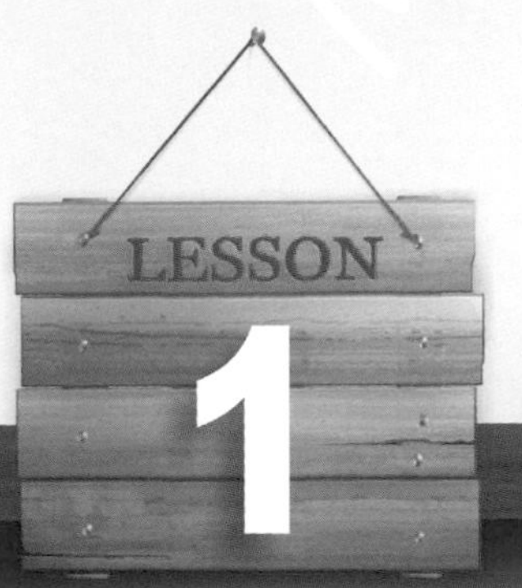

營養學不必全都了，關鍵重點要知道

營養是健康的根本，食物是營養的來源

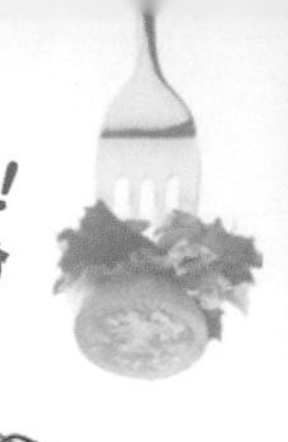

有時候的『吃飽』，其實建立在營養失衡之下

以中小學生為例，放學鐘聲一響，趕著去補習，因此，總有不少人會把握短暫「自由」，去充飢一下——直奔速食店、平價義大利麵館或小吃攤、路邊攤，點一份炸雞、薯條、漢堡，或奶油培根義大利麵，再搭配一瓶可樂、雪碧，或加了好幾顆奶球的紅茶，美味極了。

結束補習課程、回家途中，又到夜市，吃個滷肉飯、蝦仁羹、蚵仔麵線外，還邊走邊買邊吃蔥油餅、豬血糕、烤香腸……。最後，一定要跟著排隊人龍，來杯店家主打的「黃金比例」——珍珠奶茶、翡翠檸檬、青蛙撞奶、紅茶拿鐵，才心滿意足拎回家，配著洋芋片，慢慢享用！

連中小學生都這樣了，更別說是「飲食自由度」更高、更不受控制的大人們（**如大學生、上班族**）了，吃起東西來，應該更是隨心所欲。可能不只無法選擇「顧到健康」的食物，還吃下了大部分，可能「危害健康」的食物，這也是導致疾病年輕化的主要因素之一。

上述提到的食物，不是高溫煎炸、高熱量、高糖分、多反式脂肪酸，就是食物的處理與保存過程，衛生堪慮。可是，這些「危機四伏」的食物，居然成了大部分人，填飽肚子、休閒娛樂、交際應酬的來源。若要再深入探討，這種吃法不但「六大營養素」的攝取極度不均衡，還都偏重於高蛋白、高脂肪，容易造成身體負擔。

人之所以吃東西，是要維持身體運作，當體內機能、組織、器官維持正常作用，身體才能持續保有健康。不過，就像是吃到不新鮮的東西，會嘔吐、拉肚子一樣，吃了不好的食物，也會反應在身體上。只是，很多的反應都是慢慢累積，當達到「爆發」程度，往往「一發不可收拾」。

再不留意「飲食模式」，避開食物陷阱的話，恐怕很快就會反應在身體上了，到最後可能不是「吃食物」了，而是被「食物吃掉（健康）」。

學會基本的飲食原則、攝取均衡的營養，建立並持續執行好的飲食習慣，才能防止體內毒素持續累積，打造健康的好體質！

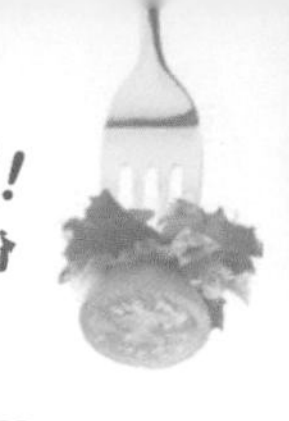

身體為何需要補充『營養』？

我們吃進去的食物，經過胃腸消化吸收，產生三大物質：胺基酸、脂肪酸、葡萄糖後，會透過系統供給血液，而血液產生細胞、細胞建構成器官、器官之間再產生彼此的協調與連結。所以，我們在從事各種活動時，小至睡覺、呼吸，大致攀岩、跑馬拉松，都必須有足夠的養分供應，才能讓體內運作順利，維持正常的生理機能。這整個過程就稱為「營養」。

營養不同於疾病。「疾病」必須立刻治療，而「短期營養缺乏（或不均衡）」對身體並無立即危害，當然也不會馬上表現在生理上。可是，**「長時間缺乏特定營養素」，就可能衍生部分疾病，甚至危害生命**。因此，「營養」對身體健康的重要性，不言可喻。

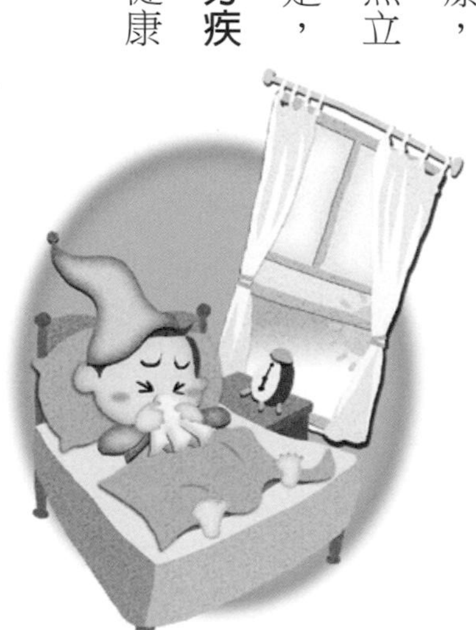

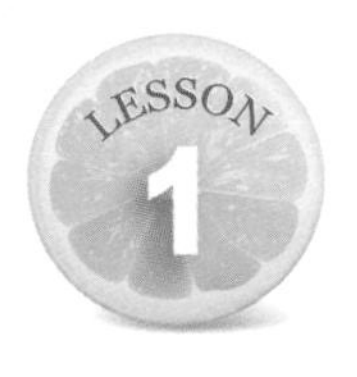

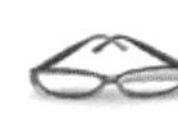

『營養』是維持生命的重要因子

在歷史課本裡、新聞事件中，經常提到早年臺灣，因為「營養不良」而引發不少疾病，例如，口角炎、壞血病、烏腳病。如今這些疾病幾乎不復見，卻出現了因為飲食豐富、速食文化，而造成愈來愈多「營養失衡或過剩」的疾病，例如：肥胖、高血壓、心臟病、中風、糖尿病、痛風、內分泌失調、癌症等文明病。

十八世紀化學之父拉瓦錫曾說，「我的身體，我的食物，『生命是一種化學過程』」，這可不是胡謅。人類每天要更換相當於體重5％的組織，像是我們體內的血液與體液要不斷循環更新、味覺細胞及小腸腸壁細胞，則是數天更新、紅血球每過一百二十天就翻新一次。

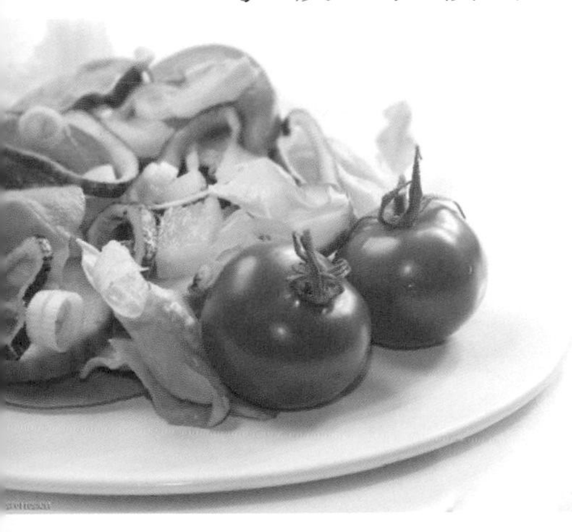

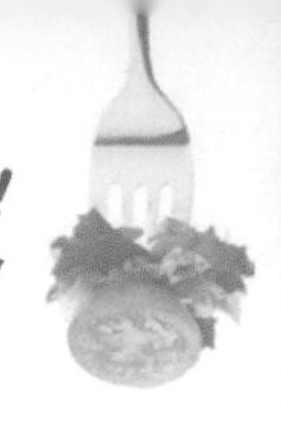

表面上，我們並無因體內翻新，而有改變，甚至，對此事完全無感。事實上，身體已做了許多「更新」動作，且持續著。當然，這些更新並不會憑空開始，是當身體攝取足夠的營養素後，才可進行的功能維修。

營養是健康的根本，食物是營養的來源

顧名思義，**營養是健康的根本，食物是營養的來源，長期營養攝取不均衡，健康出問題是早晚的事**。有蠻多人意識到這個問題，也知道自己飲食不均，於是企圖透過各種保健品補強，但這並非上策。

其實，想要「朝健康邁進」絕非難事，首先要把「均衡攝取食物」的口號，化為實際行動。再來，就是督促自己「從現在就開始」。

那麼，人到底需要哪些營養素呢？根據衛生福利部國民健康署公告，人所需要的營養素，分為六大類，分別是：醣類、脂肪、蛋白質、維生素、礦物質、水。每一種營養素，都有不同的作用。

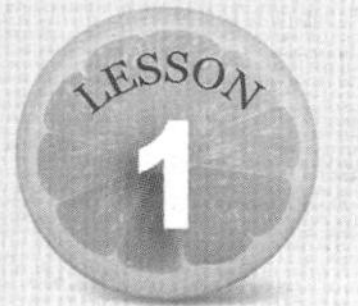

責任重大的六大營養素！

1 蛋白質

人體最主要的營養素。負責組成細胞，建構與修補體內組織（如骨骼、器官、頭髮），亦是促進生長、發育的營養素。

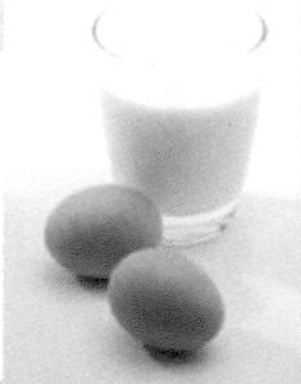

2 脂　肪

主要負責供給身體熱量，支持細胞活動。還能維持體溫、保護內臟器官、保有皮膚彈性。也是促進脂溶性維生素吸收的功臣。

3 醣　類

又稱為「碳水化合物」是人體熱量最大供應商。身體所需熱量約有六成以上，來自醣類轉化而成的葡萄糖。

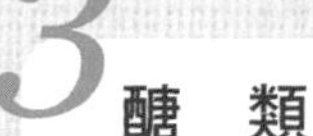

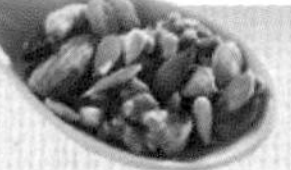

4 維生素

維持生命的必要元素。有助身體合成消化酵素和激素，可以促進消化機能與營養吸收，使營養素及熱量有效利用。

5 礦物質

構造細胞組織、調節生理機能的重要元素，還能協助細胞更新與再生、維護人體的生長與能量代謝。

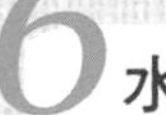

6 水

身體組織中，大多含有水分。充足的水分能讓細胞正常運作，並有促進食物消化，維持體內循環、調節體溫的功能。

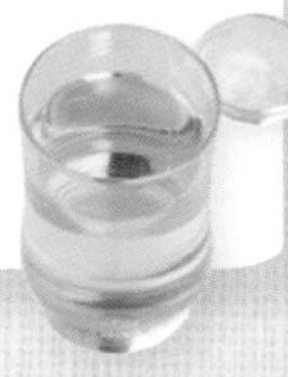

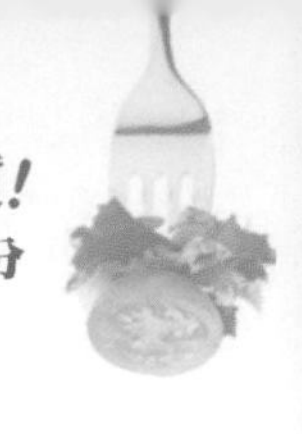

六大營養素對身體的重要性，不容忽視，也無可取代。少部分的營養素可以透過體內自行合成，但大部分的營養素得藉由食物中攝取，尤其是「六大類食物」，均衡攝取，幾乎可以完整補充六大營養素。

一般人多半認為，「肚子不餓」就等於營養夠了；或以為吃菜、吃水果，只要「有吃」就可以了；或覺得吃到需求熱量，就沒問題了……。以這些方式來吃三餐，營養不但不均衡，還有發胖的可能。

唯有「六大類食物」均衡攝取，才能讓吃下肚的食物，發揮最大的作用──成為身體營養的來源。

「不要偏食」是最基本的要求，達到「餐餐均衡」則是終極目標。最好每餐都要有油脂、蛋白質、蔬菜、水果、堅果，加上五穀飯、糙米飯等優質澱粉，讓各類食物互相融合，透過完整消化作用，被身體吸收，進而產生好的作用，自然能提升免疫能力、代謝速率。

六大類食物

提供脂肪、脂溶性維生素，最好是攝取植物性油脂，例如：臺灣自產的花生油、苦茶油

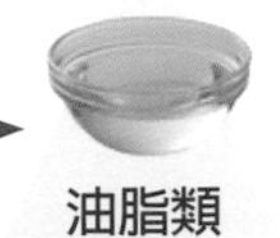

油脂類

肉魚豆蛋類

提供蛋白質

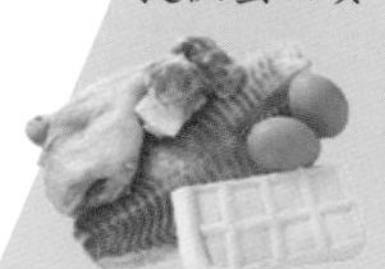

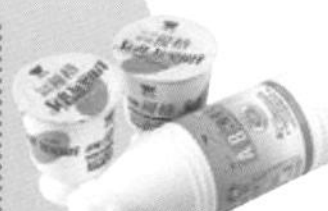

奶類

提供鈣質、蛋白質及維生素

蔬菜類

提供維生素、礦物質及纖維素

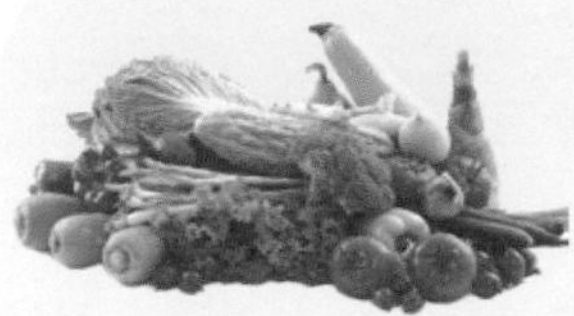

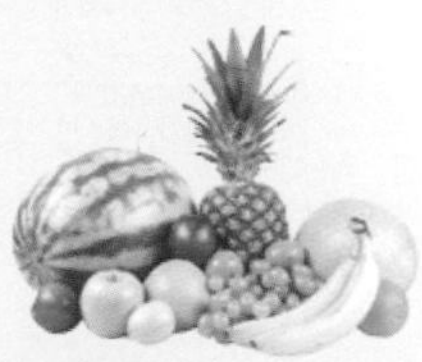

水果

提供醣類、維生素、礦物質及纖維素

五穀根莖類

主要提供醣類（碳水化合物）

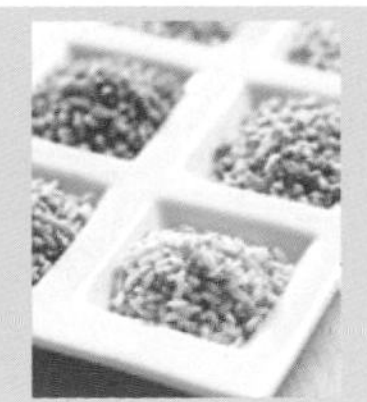

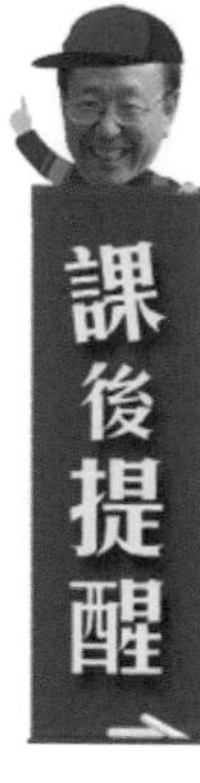

課後提醒

當我們呱呱墜地，就該開始學習攝取食物營養，但是，我們不是營養學家，外界的誘惑與影響又太多，所以我們往往在飲食中迷失。讀了這堂課，知道營養與飲食關係，原來如此密不可分時，是不是正在扼腕著，自己「長久以來，建立的隨興飲食模式」呢？

若出現這種自覺心態，就已經站上「邁向健康」的起點了。當然，吃下去的東西，不可能全都一筆勾銷，但是，過去養成不良飲食習慣，是可以改變的。接下來的每一堂課，都將幫助每一位讀者，朝健康更靠近。

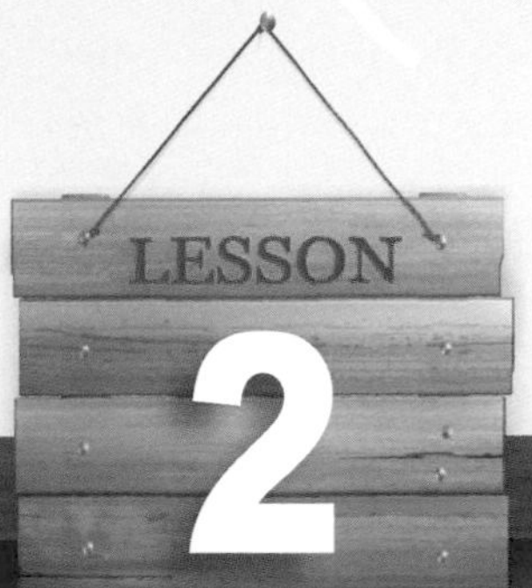

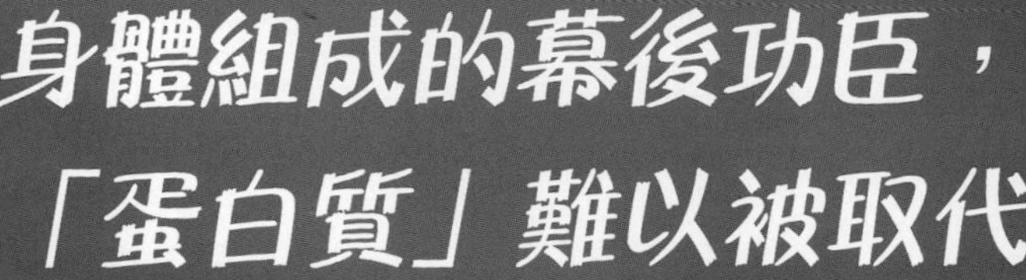

身體組成的幕後功臣，「蛋白質」難以被取代

構造器官、修補細胞、調節機能，不能沒有它

剛升上國二的亞當，看到原本和他一般瘦小的男同學，經過一個暑假變高又變壯，回頭再看看自己，怎麼還在原點踏步啊。為了擺脫「哈比人」的綽號，亞當萌起鍛練肌肉的念頭。

他「聽說」肉的蛋白質多，多吃多長肉，便卯起來猛吃。還幻想像美國隊長那樣，一覺醒來，就蛻變成有「嗎縮（muscle）」的男子漢。

不過，事與願違，短短一個月，他發現肚子大了，褲子緊了，襯衫鈕扣還一副隨時要爆開的樣子……。亞當在心裡吶喊著：喔不！這不是「肌肉」，是軟趴趴的「肥肉」啊。

「蛋白質」可以說是具備「多重身分」。不只是構成、修補體內細胞與組織的主要材料，也是肌肉、血液、骨骼、頭髮等，各個部位的組成成分之一。除此之外，蛋白質還能適度供給身體需求熱量、調節生理機能、免疫機能、維持新陳代謝等，其扮演的角色，幾乎不能被取代。

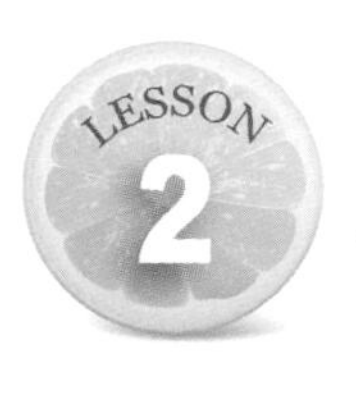

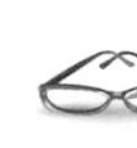

攝取超量蛋白質，身體健康會打折

超量攝取的蛋白質，不但無法吸收，排出體外也會成為大問題。這些多餘的蛋白質，不只毫無「用武之地」，還將出現以下危機：

1. **脂肪多囤積，肥胖的開始：**未能排出體外的多餘蛋白質，將以「脂肪」形式，貯存於肝臟或脂肪組織。
2. **劣質蛋白質，傷腎壞健康：**長時間、高溫烹調（如燒烤、油炸、熬煮）的動物性蛋白質，會變質成傷腎、危害健康的「劣質蛋白質」。
3. **體內酸度高，骨質易流失：**為了中和體內酸鹼，身體會將鈣、鋅、鎂等鹼性礦物質大量釋出，因而導致骨質疏鬆。
4. **肝腎負擔重，排毒代謝慢：**肝臟囤積脂肪，形成脂肪肝；腎臟需代謝廢物增加，機能易損耗。當肝腎耗損，代謝、排毒力也會跟著變差。
5. **飽和脂肪酸過量，壞膽固醇增加：**若動物性蛋白質攝取超量，等於吃下過多飽和脂肪酸，使壞膽固醇增加，提升心血管疾病風險。

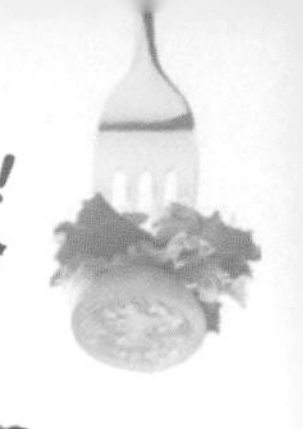

發育與成長，需要『優質蛋白質』當靠山

處於發育階段的兒童與青少年（約13～19歲），由於生長速度快，對蛋白質的需求量更是大，一旦攝取不足，不只會造成生長停滯（**如體重過輕、長不高、智力遲緩**），抵抗力和免疫力也會跟著衰退，還可能因為體力不支、易感覺疲倦等，而影響學習效果或人際關係。

嚴重缺乏蛋白質的話，會導致體內水分無法排出而水腫、肌肉失去彈性而萎縮，甚至，因為無法正常製造荷爾蒙與血球，來調節生理機能，而使內臟器官發展不全或退化，後果是很嚴重的。

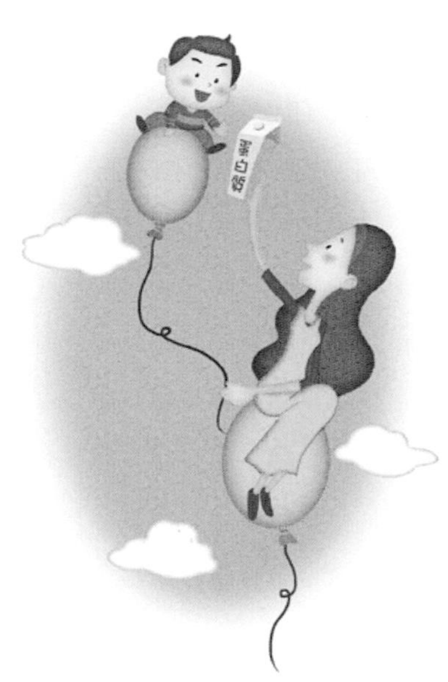

衛福部國健署公布的〈國人膳食營養素參考攝取量〉中，建議健康成人每日蛋白質攝取總量，應為**「體重（公斤）X 0.8～1（公克）」**，以體重60公斤的成人為例，每天的蛋白質需求量約為48～60公克。

不過，由於各年齡及生理狀況有所不同，需求量也略有差異，例如，成長階段的兒童、青少年，由於身體各項組織、機能正在建造，對蛋白質的需求量就會增加，可改以**「體重（公斤）X 1.2～1.4（公克）」**估算。若孩子的體重為40公斤，每日約需要48～56公克的蛋白質，其中三分之二（約32～37公克）建議攝取蛋、優酪乳、魚等優質蛋白質。

T!PS 營養加分

每日的蛋白質攝取量，這樣算最簡單！

- **「嬰幼兒時期」**攝取量 → **體重**（公斤）X **1.4**（克）
- **「兒童、青少年」**攝取量 → **體重**（公斤）X **1.2～1.4**（克）
- **「孕婦、高活動量者」**攝取量 → **體重**（公斤）X **1.4～1.6**（克）
- **「健康成年人」**攝取量 → **體重**（公斤）X **0.8～1.0**（克）

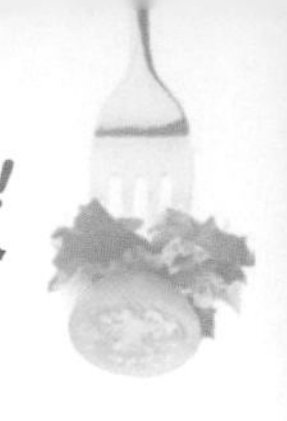

豆、蛋、奶、魚、肉，蛋白質含量多

「蛋白質」依食物來源，可以分為動物性蛋白質和植物性蛋白質，建議二種蛋白質的攝取分量，各占每日需求量一半，並應隨著年紀增長，增加植物性蛋白質、減少動物性蛋白質，因為攝取過多動物性蛋白質，往往同時吃下更多脂肪，這將促使心血管疾病的發生。

1 奶類——囊括六大營養素，對發育相當有幫助

奶類中囊括六大營養素，是完整均衡的營養品，其蛋百質被人體吸收率高達8成。我很建議發育階段，每天適量攝取奶類食物（如牛奶、羊奶、乳製品），對於視力、骨骼、牙齒、腦力等發展，都有幫助。

2 魚類——整條魚都吃，蛋白質跟鈣質一起補充

魚不只蛋白質含量高，且被人體吸收利用的比率也高，是優質動物性蛋白質來源。建議成長階段多吃魚，且選擇骨頭也能吃的魚（如小魚乾、吻仔魚），這樣一來，不只蛋白質，連鈣質都能一起補充。

3 蛋類——最優質的蛋白質食物，最豐富的營養價值

最為普遍、常見的雞蛋，不僅蛋白質豐富，也是所有食物中，蛋白質品質最佳的，被人體吸收的程度高達9成。還富含維生素A、B1、B2，和鐵、磷等礦物質，對兒童與青少年是相當營養的優質食物。

4 肉類——挑選低脂肪肉品，避免熱量也吃下肚

肉類是動物性蛋白質重要來源，包括家禽和家畜的肉、內臟及其製品。但肉類多含脂肪（尤其紅肉），務必挑選瘦肉、脂肪較低的肉品（**如羊、鵝**）、部位（**如雞胸肉優於雞翅、菲力優於牛小排、大里肌優於五花肉**），並應避免燒、烤、炸的烹調，防止把劣質蛋白質吃下肚。

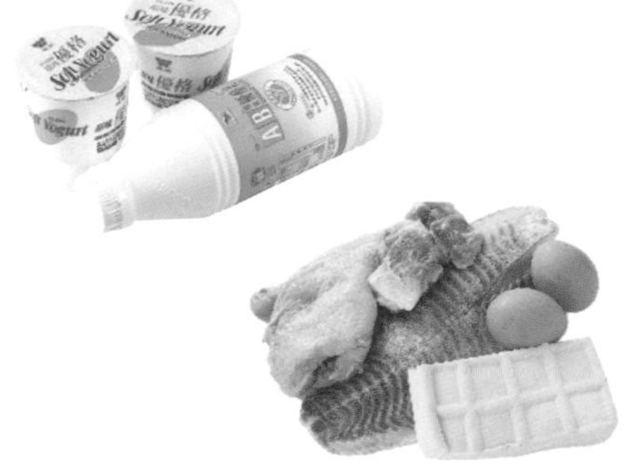

◀肉、魚、豆、蛋及奶類食物或其製品，都是蛋白質的良好來源

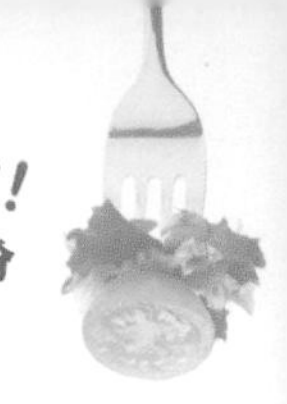

5 黃豆——蛋白質最多的素食食物，被稱為「植物性肉類」

「黃豆」的蛋白質含量高達66%，又被稱為「植物性肉類」。茹素者若擔心蛋白質攝取不足，不妨藉由黃豆或黃豆製品（如板豆腐、臭豆腐、豆乾、豆漿等）來補充。但是，記得選擇烹煮方式簡單的食物，避免蛋白質沒吸收到，反倒攝入過多油脂。

6 黑豆——除了蛋白質，還有高纖維，能預防便祕與腸癌

「黑豆」除了蛋白質含量豐富外，也富含纖維，具有良好的通便效果，增加排便量、幫助腸胃蠕動、紓解便祕症狀，可以消除毒素，降低腸內壞菌滋生，有效預防痔瘡、腸癌的發生。

▼除了黃豆與黑豆外，我也推薦「毛豆」。毛豆不但是蛋白質優質來源，還有膳食纖維，可改善便祕

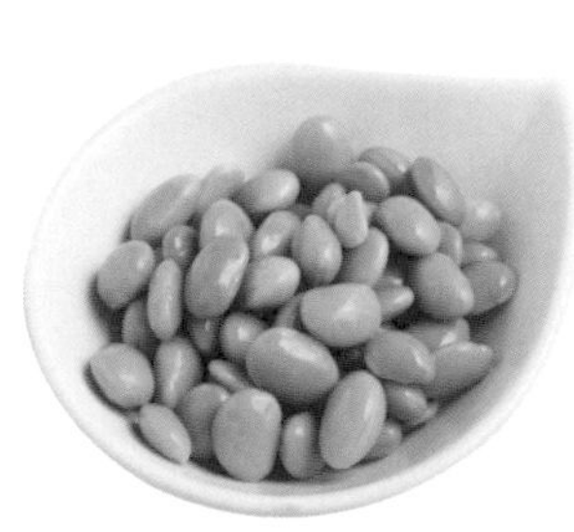

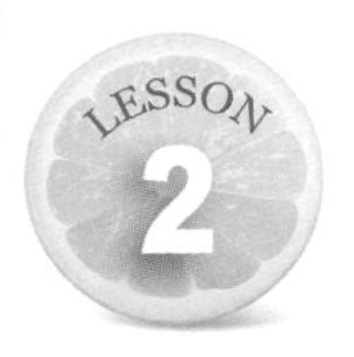

7 菇蕈類——高纖、低脂、低熱量，促進健康好食材

近年來，養生、蔬食飲食被重視，菇蕈類食物也開始受到注意，愈來愈多的創意料理，都是以菇蕈類為主角。

菇蕈類食物，如香菇、杏鮑菇、金針菇、鴻喜菇等，被歸類為蔬菜，不只和蔬菜一樣，具有高纖維、低脂肪、低熱量的特性，其蛋白質含量也比蔬菜高出許多，許多研究指出，菇蕈類食物中的某些營養成分，有助於促進健康、防止疾病，是難得一見的好食物。

▼蕈菇類不只富含豐富的蛋白質，低脂、高纖的特性，還能讓身體免於攝取過多熱量

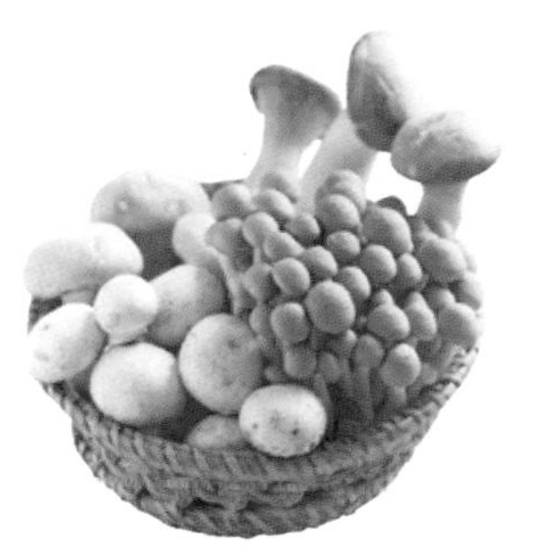

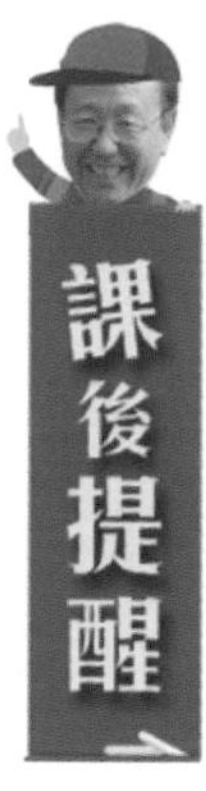

「蛋白質」對於成長中的孩子很重要，但若早餐培根、熱狗和雞塊，營養午餐肉量double，放學路上又是雞排、鹽酥雞，晚餐仍無肉不歡、持續大口吃肉的話，恐怕還沒促進發育，就先影響健康了。更何況，蛋白質的消化時間長，若一餐吃進太多，首先是腸胃負擔會變重，接著是負責代謝的肝、腎得承擔更多任務。

現代人忙碌是一定的，但是學會挑選優質蛋白質食物，並適量攝取，也是必要的，比起大多數人偏好的煎、炸、滷食物，簡單燙煮的瘦肉、水煮荷包蛋、植物性蛋白質等，對健康與發育都更好。也別忘了，除了蛋白質之外，其他五大類食物也得均衡攝取，營養才能完善。

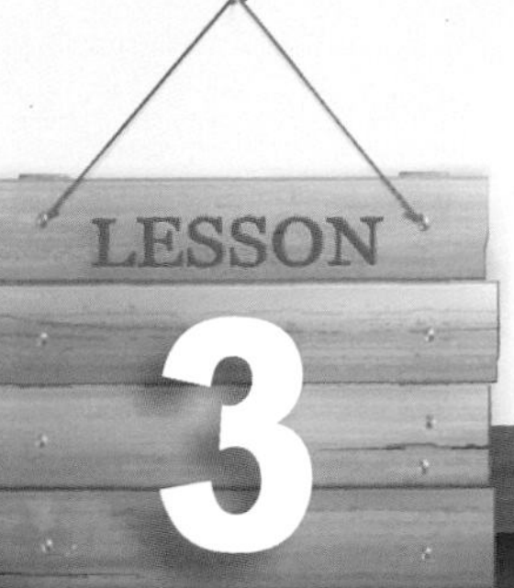

吃「糖」還是吃「醣」，傻傻分不清楚?!

醣類＝碳水化合物＝能量與熱量的主要來源

剛升小四的彬彬，很愛吃甜食，餅乾、糖果、珍珠奶茶……，通通來者不拒，彬媽本來也覺得「能吃就是福」，直到老師給的建議。

原來，彬彬比起班上同學大了好幾號，每次體育課才開始暖身就喘吁吁、天氣一熱就汗如雨下。這可讓彬媽緊張起來，深怕彬彬「一路胖到大」，於是，不但禁止彬彬吃甜食，也不讓他吃肉，只准吃飯配青菜。

不過，彬彬的飯量愈吃愈多，有時一餐就吃了兩、三碗白米飯……。

在過去，「脂肪」往往被視為導致肥胖的元凶，不過，最近幾年來，愈來愈多研究結果，讓營養學專家把肥胖的矛頭，指向過量補充的「醣類食物」。換句話說，要想避免肥肉上身，不只「脂肪」攝取要適量，「醣類食物」也不能吃太多。

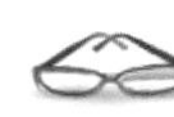

『醣』與『糖』長得像，骨子裡卻差很大！

若說到「糖」，應該蠻多人腦海裡直覺就會浮現：糖果、砂糖、巧克力、甜點……。但是，若說到「醣」，恐怕更多人的腦袋裡，浮現的「問號」比想法還多吧！

「醣類」又稱為「碳水化合物」，為什麼呢？會有「碳水化合物」這個名稱，和醣類的「組成成分」有很大的關係。大多數的醣類，是由碳、氫、氧等三種元素所構成，也就是「碳氫氧化合物」，不過，醣類中的氫、氧含量比例，恰好與「水」中的氫、氧含量比例相同，因此，就出現「碳水化合物」這個名稱了。

◀「糖」與「醣」看起來很像，但骨子裡卻完全不一樣。醣類（碳水化合物）是人體所需六大營養素之一，唯有認識「醣」，才不會吃出危機

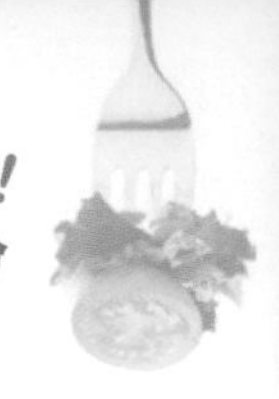

的確，比起常見的糖，醣的範圍更大更廣更深更難了解，人們對它的困惑當然也就更多了。簡單來說，「糖」包含在醣類裡，多半指的是含有甜味的醣（**如葡萄糖、麥芽糖等**）；「醣」則是泛稱所有的碳水化合物，主要的食物來源包括澱粉食物（**如飯、麵、芋頭、馬鈴薯、蕃薯等五穀根莖類**）與少部分來自於奶類、乳製品的乳糖，及水果中的果糖、蔬菜中的其他糖分等，亦包括上述各種食物中含有的纖維質。

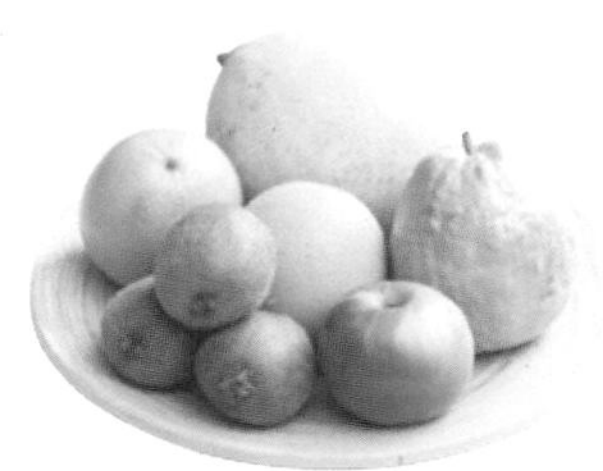

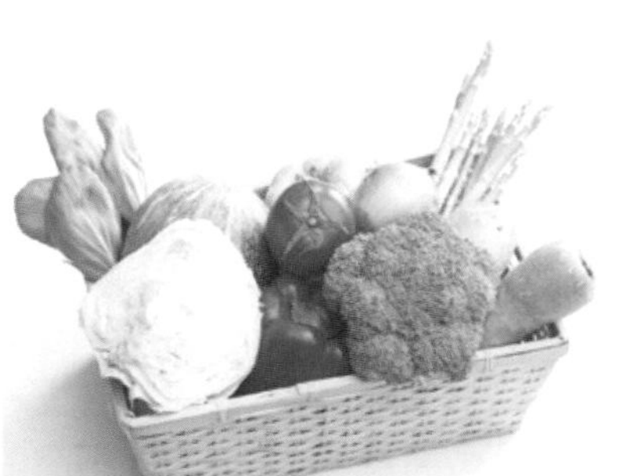

◀除了五穀根莖類（如馬鈴薯）外，水果與蔬菜中的糖分、纖維質等，都被歸類為「醣類」

T!PS 營養加分

「醣類」的好處原來這麼多！

好處1 身體一半以上的熱量來源

- 供應身體所需50%以上的熱量
- 腦部、神經系統、紅血球細胞等能量的來源

好處2 讓「蛋白質」不會蠟燭兩頭燒

- 當血糖降低，體內醣類卻不足時，身體會優先分解蛋白質，來做為主要的能量供應
- 充足醣類能防止蛋白質消耗，以供應發育、生長所需

好處3 纖維質 — 防便祕、控血糖、降膽固醇

- 促進腸胃蠕動，幫助排便，有預防（改善）便祕的作用
- 避免脂肪與醣類在腸道快速吸收，能降膽固醇、控制血糖

好處4 增加食物香甜口感，讓食物變美味

- 醣類的焦糖化反應，是食物甜味的來源
- 醣類亦可作為食物黏稠劑，如地瓜粉可為食物勾芡

好處5 貯存葡萄糖，隨時供給細胞所需能量

- 攝取的多餘熱量轉化為肝醣儲存，當血糖過低，即會釋出肝醣，分解為葡萄糖，供給細胞所需能量，維持正常運作

好處6 促進脂肪氧化代謝，避免酮酸中毒

- 體內脂肪酸氧化代謝時，需葡萄糖輔助，若葡萄糖不足，脂肪酸易氧化不完全，身體會產生大量酮酸與酮體，造成脫水現象、陽離子大量流失，引起酮酸中毒，導致腎臟疾病

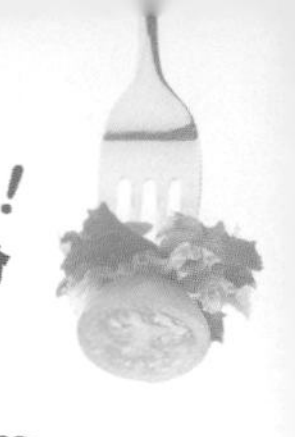

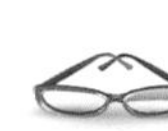

醣類——人體能量的最主要來源

醣類對人體的重要性，尤重於「熱量的供應」。

人體必需的熱量，多是透過吃下肚的食物。能帶給身體能量的莫過於蛋白質（如魚、蛋、奶類）、醣類（如澱粉）和脂肪（如苦茶油）。

含有這三大營養素的食物，在進入身體，並經過腸胃消化、肝臟加工後，就會將各種成分送到指定地點，供應身體營養、活動之能量。

所以，不光是脂肪，蛋白質、醣類吃多了，也等於吃了額外熱量，這些「暫不錄用」的熱量，將轉為脂肪儲存於體內，進而造成肥胖。

醣類產生的熱量，占人體必需熱量的一半以上。每1公克的醣類，約可以產生4大卡的熱量。人從事任何活動，大至游泳、跑步、講話，小至呼吸、心跳、維持體溫，及發育成長過程，都會消耗熱量，這些都得靠脂肪與醣類供應，缺一不可。

攝取適量醣類食物，可以節省蛋白質的消耗，讓身體維持充沛活力。衛福部建議每人每天的醣類攝取量，應占所需熱量的58～68%。

醣類除是主要熱量來源，也是消耗脂肪不可或缺的燃料。一旦攝取不足，想消耗脂肪、轉化能量時，就會受到阻礙。此時，身體將優先燃燒「蛋白質」來取得熱量。

這樣的結果，不但會使肝、腎負擔加重，蛋白質也會因為過度取用，而難以執行更重要的任務——促進生長發育、修補組織細胞、構成器官、合成肌肉，發育、健康狀況，也會跟著受到影響。

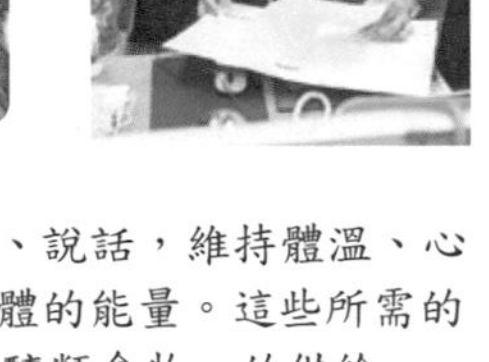

▲人在日常生活中，舉凡呼吸、說話，維持體溫、心跳等，無時不刻都在消耗身體的能量。這些所需的能量，有6～7成來自於「醣類食物」的供給

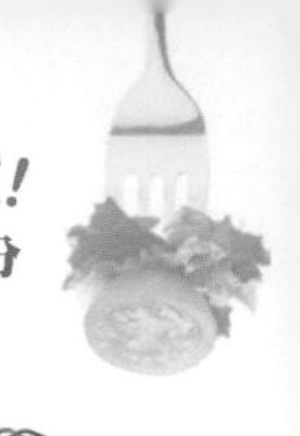

『醣』補充不足，小心腦子變遲鈍！

關於過量吃糖，最近出現一些「變胖」以外的隱憂，包括變笨、脾氣暴躁、過動、過敏、注意力不集中等，以致低糖飲食、不吃糖政策，開始出現在某些家庭，甚至，連「醣」都受到威脅了。的確，就跟其他的營養素一樣，醣類攝取過多或過少，對健康都會有不良影響。

必須了解的是，無論吃「糖」，或是吃「醣」，經過身體消化、吸收等作用後，通常會以一種最簡單的型式——「葡萄糖」，貯存於體內。葡萄糖的分子小，可以直接被人體利用，它不只是熱量的來源，也是供給神經細胞能量的物質，尤其是「腦神經」。

人類的大腦掌管代謝與調節，其運作過程需要大量的能量協助，而「葡萄糖」幾乎可以算是唯一一種，腦神經活動時的能量來源。尤其，當人處於「無氧」狀態下，腦部對於葡萄糖的需求，更是激增。

不過，腦部無法自行貯存葡萄糖，必須倚靠血液的傳輸。如果身體裡沒有足夠的葡萄糖存量，腦部運作就會變得遲鈍，代謝與調節的活動也會變慢，一旦大腦LAG（動作緩慢），接連而來的，恐怕會影響到腦部的發育，導致智力發展受阻，也可能因為反應變遲鈍，而學習、工作出狀況。

相反的，**過多的醣（糖）對腦部也不好，特別是對發育階段的兒童與青少年。**研究發現，醣類攝取過多，體內糖分過高，容易出現注意力不集中、過動等症狀，學習效果自然會因此打折扣。

TIPS 營養加分

「高纖醣類」延緩飽足感，防止血糖忽高忽低

改吃「高纖醣類」，如全麥麵包、五穀飯、糙米飯等，可避免血糖忽高忽低。高纖醣類的食物，比起一般精緻醣類（如白米飯、白吐司、麵），需要較長的分解與吸收時間，這能減少血糖波動，有利於延緩飽足感，延遲下一餐進食時間。

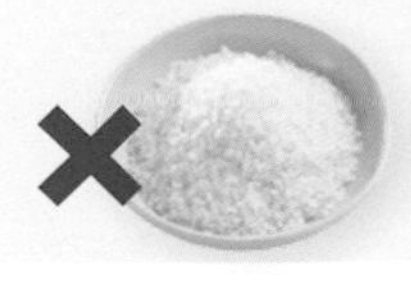
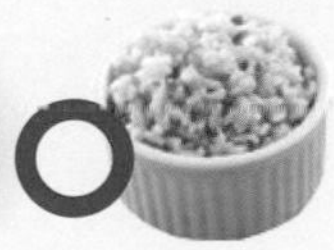

◀ 主食以糙米取代白米，能增加纖維質，還能防止血糖波動、延緩飽足感

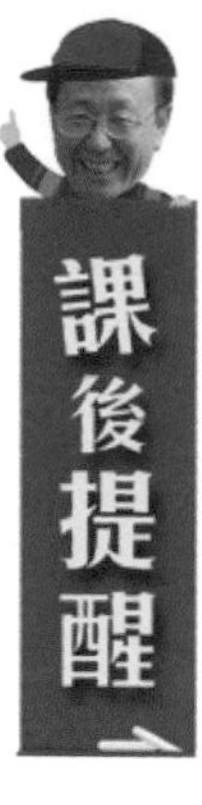

日常生活中，吃到含「醣」食物的機會很多，飯、麵、地瓜、芋頭、馬鈴薯、山藥、玉米（或相關製品）等都屬之。吃「醣」的當下，並不像含糖飲料、糖果、水果，馬上感覺到「甜蜜」的滋味，但一經咀嚼，澱粉會因初步分解而產生糖，甜味自然隱藏不住了。再經過消化、吸收作用，還會產生更多的糖分，如100克的白飯，約會產生30克的葡萄糖。所以，千萬別以為看不到糖，就沒有吃進糖。

持續且大量地攝取醣類，會導致自癒能力衰退，血管會變脆弱，健康狀況當然會變差，因此，要盡可能選擇高纖醣類。多吃富含膳食纖維的醣類食物，才能有效避免血糖上升、脂肪囤積。

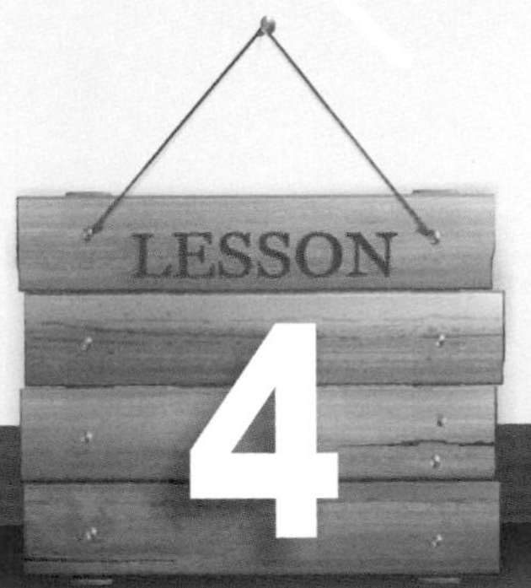

健康藏在細節裡，占身體 4%卻重要的元素

維生素＋礦物質＝調節、代謝、掌管生理機能

每當小平媽媽騎車載他，進入地下室停車場時，小平就會緊張兮兮，一直喊著「好暗，我看不到了啦」。媽媽心想是小孩的「怕黑心理」作祟，也就不以為意。此外，小平跟大部分小孩一樣，喜歡漢堡炸雞，勝過蔬菜水果；喜歡珍奶可樂，勝過牛奶跟白開水；海鮮類則是碰都不碰。

雖然，小平已是國小六年級的學生，卻比同班同學矮上一大截，「噸位」倒是絲毫不輸人，宛如小號的米其林娃娃……。媽媽嘴巴上老是說擔心小平長不高，卻始終沒想去導正孩子不良的飲食習慣。

偏食、挑食是所有孩子的共同問題，而寵孩子、禁不起小孩吵鬧，則是所有家長的通病。因此，閉起眼睛，隨便孩子「愛吃什麼，就吃什麼」的家長一大堆。如此一來，導致不少孩子出現「隱性飢餓」。家長若再視而不見，恐怕會錯失挽救黃金期。

健康藏在細節裡，吃飽也會『隱性飢餓』

你是長期嗜甜，討厭喝水，又愛高油、高脂、高蛋白的油炸肉類嗎？甚至，一看到蔬菜、水果，想都不想就通通「Say NO」嗎？**別說用精密儀器健康檢查了，光從飲食習慣，就能看見「飲食不均衡」的問題**。根據衛福部調查，高達99％民眾，每天攝取的營養未達建議標準。其中，「礦物質」與「維生素」的缺乏，更成為健康危機之一。

礦物質與維生素是人體必需，卻無法自行製造的營養素，得藉由飲食取得，不過，往往會因為不當烹調方式、不良生活習慣或環境汙染，使食材的營養含量下降，導致礦物質與維生素補充不足或快速流失。

缺乏「維生素」與「礦物質」，雖然無法馬上警覺（**如出現飢餓的感覺**），卻一步步地危害健康。因此，世界衛生組織（WHO）把這種現象，稱為「隱性飢餓」。事實上，全球隱性飢餓的人口數一直在增加，甚至，比貧窮國度、真正餓肚子的人還多出更多。

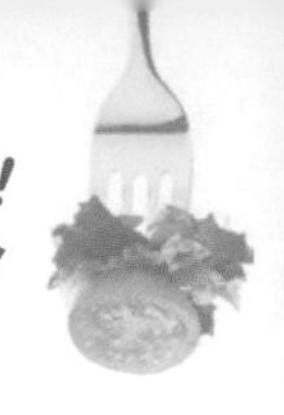

正處於成長階段的兒童與青少年，對於「維生素」與「礦物質」的需求量與消耗量更是大，若缺乏，搞不好會影響發育。例如，缺乏「維生素B2」會造成成長遲緩。

因此，如何正確攝取、充分補充，才能助孩子的成長、發育、健康一臂之力，就成為重要的課題了。

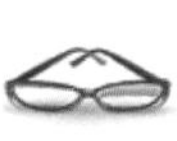

維生素——新陳代謝的調節者

「維生素」是維持健康，讓神經系統正常運作的重要元素。充足的維生素，有助於身體合成消化酵素和激素，以維持消化機能與吸收，及保持正常食欲，並促進營養素和熱量的有效利用。

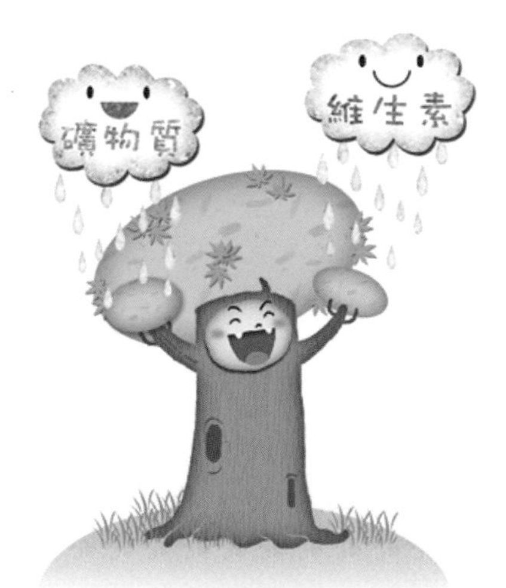

不過，就像「礦物質」，維生素的攝取也得斟酌適量，才能發揮作用，又不造成身體負擔。衛福部食品藥物管理署公布的〈國人膳食營養素參考攝取量〉中，有以年齡為基準，列出各階段維生素與礦物質的需求量，參考此表，能避免因攝取過量或不足，對身體產生不良影響。

維生素可以分為「脂溶性維生素」和「水溶性維生素」：

1. 水溶性維生素

水溶性維生素易溶於水，很難在體內被貯存，攝取過剩，亦會隨著尿液排出。但仍不建議過度食用，以免造成腎臟代謝負擔。且水溶性維生素在烹調過程中，容易因熱而破壞，為有效攝取，應慎選烹調方式。

2 脂溶性維生素

脂溶性維生素主要儲存在人體的脂肪組織和肝臟中。由於不溶於水的特性，無法透過尿液代謝，攝取超量容易造成肝臟負擔，長期下來，會造成脂溶性維生素中毒的現象。

項目	主要生理功能與說明	天然食物來源
維生素C 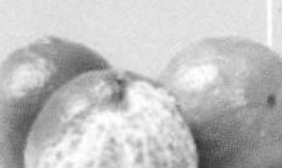	■ 抗氧化（維生素C屬於高效抗氧化劑） ■ 幫助傷口癒合。預防惡性貧血。增加抵抗力 ■ 加速黑色素代謝，協助晒後回復原始膚色 缺乏 牙齦出血、壞血病、疲倦、食欲差、傷口癒合速度慢	水果（如柳橙、龍眼、奇異果、芭樂、草莓、蕃茄、柑橘）、綠茶、香椿、綠豆芽、甜椒、辣椒、高麗菜
菸鹼酸 (維生素B3)	■ 有助維持神經系統與皮膚的健康 ■ 降低膽固醇及三酸甘油脂 ■ 幫助體內的碳水化合物吸收、分解 缺乏 皮膚疾病、腸胃不適（下痢症狀）	雞胸肉、牛肉、鮪魚、比目魚、牛奶、雞蛋、全穀類、酵母、豆類、堅果類、動物的內臟（肝、腎、心）
生物素 (維生素B7)	■ 預防禿頭、白髮，降低皮膚癌、溼疹發生率 ■ 過量食用生蛋白的話，易使生物素缺乏 缺乏 皮膚炎、憂鬱、神經性厭食症	全穀類（如糙米）、肉類（如雞、豬、羊、牛肉）、牛奶、起司、雞蛋、肝臟
葉酸 （維生素B9）	■ 維持頭髮、骨骼及指甲健康。穩定情緒 ■ 促進紅血球的生成，預防惡性貧血 ■ 影響身體組織的發育、修復與再生 缺乏 貧血、情緒低落、生長遲緩、抵抗力差	深綠色蔬菜（又以帶葉蔬菜的含量較多）、肝臟、瘦肉 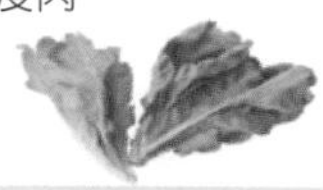
泛酸	■ 強化免疫系統功能，促進傷口癒合 ■ 脂肪和醣類轉化為能量時，不可或缺的物質 ■ 普遍存在食物裡，不易有缺乏的現象	酵母、動物性食物（以肝、腎臟、蛋黃為主要來源）

「水溶性維生素」的功能與天然食物來源

項目	主要生理功能與說明	天然食物來源
維生素B1	■ 增加食欲、促進生長、提升學習能力 ■ 維持神經、肌肉、心臟、消化等系統運作 ■ 人體能量轉換重要輔助酶，主要參與脂肪與醣類代謝。亦能促進胃腸蠕動及消化液分泌 缺乏 代謝變慢、腳氣病、水腫	豬肉、牛肉、蘑菇、酵母、動物內臟、牛奶、青蒜、全穀類、堅果類
維生素B2	■ 預防唇、舌、口腔、眼睛、皮膚發炎症狀 ■ 使醣類、脂肪、蛋白質等，維持正常代謝 ■ 輔助細胞的氧化還原作用，促進組織修復 缺乏 口角炎、眼睛血管增生（充血）、皮膚病（鱗屑、泛紅、發炎）、成長遲緩	全穀類、堅果類、乳製品（如牛奶、起司）、蛋、動物的內臟（如雞肝、牛肝）
維生素B6	■ 預防神經與皮膚疾病。緩和憂鬱感 ■ 參與胺基酸合成，並促進蛋白質與脂肪分解、消化、吸收及利用 ■ 將色胺酸轉為菸鹼酸(維生素B3)，供身體使用 缺乏 神智不清、抽筋、憂鬱、皮膚炎、掉髮	動物食品（如肉、蛋、奶）、全穀根莖類、豆類、堅果、菠菜、白花椰菜、蒜頭、香蕉、芒果、奇異果、小番茄
維生素B12	■ 促使孩童成長發育。能增加食欲、強健體力、集中注意力、加強記憶力 ■ 幫助蛋白質、醣類、脂肪代謝（上述食物吃愈多，所需維生素B12愈多） ■ 維持血紅素正常增生，可預防惡性貧血 ■ 促進核酸的合成，增加細胞的代謝 缺乏 惡性貧血、嗜睡（易疲勞）、肌肉無力、平衡感變差、情緒不穩（躁動或憂鬱）	牛奶、乳酪、牛肉、肝臟、蛋

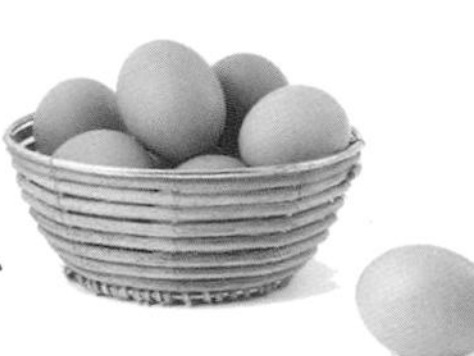

「脂溶性維生素」的功能與天然食物來源

項目	主要生理功能與說明	天然食物來源
維生素A	■ 促進牙齒和骨骼的發育與生長 ■ 幫眼睛適應光線變化，維持夜視力 ■ 保護表皮、黏膜，減少細菌侵害（增加抵抗力） ■ 維持皮膚表皮（上皮組織）的健康 缺乏 夜盲症、乾眼症、結膜炎、貧血、免疫力變差、皮膚乾燥（毛囊角化症）	香椿、綠豆芽、辣椒、高麗菜、甜椒、黃綠色蔬菜、柳橙、龍眼、芭樂、奇異果、牛奶、肝臟、魚油、蛋
維生素D	■ 幫助鈣、磷吸收及利用，強化骨骼與牙齒 ■ 維持體內神經、肌肉運作，調節免疫系統 ■ 降低罹患心血管疾病機率，也可防止骨質疏鬆、失智症等疾病找上門 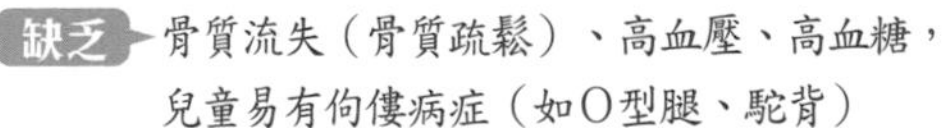 缺乏 骨質流失（骨質疏鬆）、高血壓、高血糖，兒童易有佝僂病症（如O型腿、駝背）	富含脂肪的魚類（如鮭魚、秋刀魚）、香菇、柳松菇、魚肝、魚油、蛋黃、酵母、牛奶（乳製品）
維生素E	■ 提升人的抗氧化力，為最主要抗氧化劑之一 ■ 避免健康細胞過度氧化，遭受自由基攻擊而罹患疾病（如癌症、糖尿病、關節炎等） ■ 降低空氣汙染而對肺部造成的傷害與負擔 ■ 抗老、防溶血性貧血與維持生殖機能 缺乏 血液循環差(手腳冰冷)、頭髮乾燥、掉髮、經期不順，嬰兒則易有溶血性貧血、黃疸	大豆、玉米、橄欖油以（上三項為維生素E最佳來源）、堅果、綠色蔬菜、糙米、蔬菜油（如玉米油、花生油、葵花油等）
維生素K 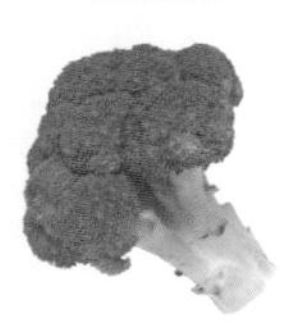	■ 促進新骨骼的生成，並可抑制骨鈣流失 ■ 用來製造「凝血作用」的必需物質，可以促進血液凝固，並防止內出血 缺乏 血液凝固速度慢、瘀血、皮下出血、流鼻血、血尿、胃出血	富含葉綠體的深綠色蔬菜（如綠花椰菜、小黃瓜、菠菜、豌豆）、蛋黃、魚肝油、肝臟

占身體4%卻百分百重要的元素

六大營養素中，醣類、脂肪、維生素、蛋白質和水，共占了人體體重的96%，剩下的4%則是「礦物質」。千萬別小看這4%，這4%的重要性，大到我們難以想像！

良好的「礦物質」不只是構造細胞組織、調節生理機能的重要元素，還能協助細胞更新與再生、維護人體的生長與能量代謝，一旦身體正常運作，當然就能促進健康與保持活力。

TIPS 營養加分

「維生素D」最佳來源：每天日晒10分鐘

- 人體約9成的維生素D，是經由「晒太陽」產生
- 建議每天都要讓四肢曝晒在陽光下10～15分鐘
- 避開正午烈日（10～15時），免去晒傷的危險
- 防晒乳會影響效果。陰天、冬天可加長曝晒時間

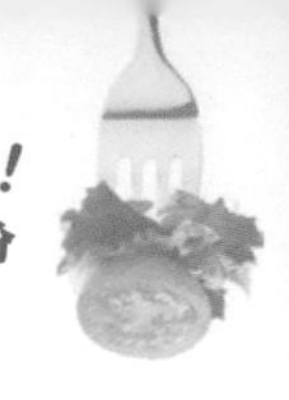

礦物質可分為常量元素與微量元素。凡在人體中含量大於體重0.01％的都稱為「常量元素」，包括鈣、磷、鉀、鈉、鎂、氯、硫等七種。含量小於體重的0.01％的則為「微量元素」，包括鋅、銅、鐵、鉻、鈷、錳、鉬、錫、釩、碘、硒、氟、鎳、矽等十四種。不論是常量元素或微量元素，都是體內含量極少，卻無法被其他物質所取代的物質。

在現今社會中，全家老小都營養失衡的現象不少。根據調查結果顯示，不論國內、國外，缺乏礦物質的狀況非常嚴重，而臺灣民眾又以鋅、鈣、鐵，最為欠缺。

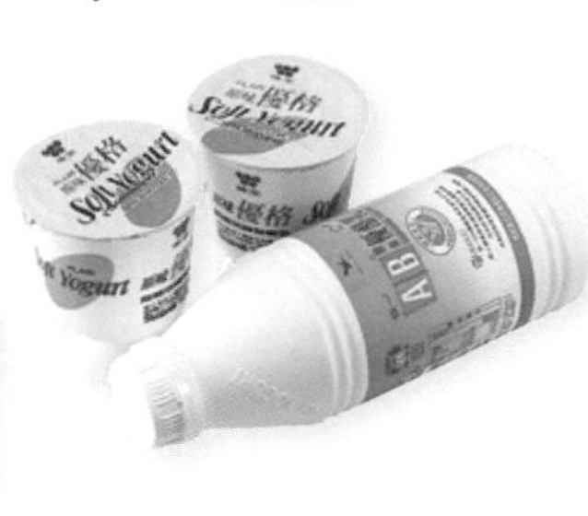

◀根據調查，國人的「鈣質」攝取普遍不足，這將導致骨質流失，若成長期缺乏，骨骼、牙齒的發育皆會受影響。透過牛奶或乳製品，是補充鈣質的優質途徑

「鋅、鈣、磷、鐵」的功能與食物來源

項目	主要生理功能與說明	食物來源
鋅	■ 無法儲存於體內，必須從食物中取得 ■ 有助癒合傷口、代謝能量、提升免疫系統 缺乏 味覺遲鈍、食欲不振、傷口癒合慢	牡蠣、蝦子、羊排、豌豆、蛋黃、全穀物、燕麥、花生、杏仁
鈣	■ 人體中含量較多，需求量也較大，是對人體極為重要，國人卻普遍缺乏的礦物質 ■ 組成骨骼、牙齒的主要成分（生長發育中的兒童、青少年尤其需要） ■ 有助於神經的傳導，增加感應性 ■ 對於身體各處肌肉組織（包括心肌、眼球周圍肌肉等）的活動有所助益 缺乏 骨質流失，兒童易有佝僂病症	牛奶為最主要、優質的鈣質來源。另外，亦能藉由牛肉、蛋黃、魚、蝦、綠色蔬菜等食物中攝取
磷	■ 最重要的功能是促進鈣質的吸收 ■ 組成骨骼、牙齒的成分之一，亦有助於毛髮（如頭髮）的生長 ■ 多數食物中皆含有磷，不易有缺乏現象	乳製品、肉類、魚、穀物、蛋黃、豆類、堅果
鐵	■ 為構成血紅素的重要成分 ■ 可以維持體內紅血球正常增生 缺乏 貧血（尤其又以青少女居多），亦有疲勞、胃口差等現象	豬肝、蝦米、腐竹、芝麻、杏仁、腰果、葡萄乾、黑木耳、金針菜

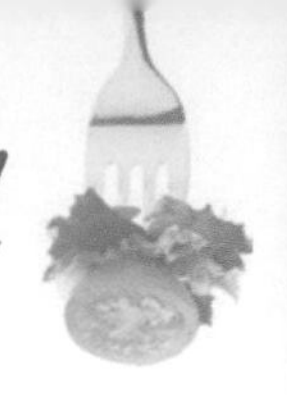

飲食換個方式，礦物質不過量也好吸收

在目前的社會，吃不飽的問題愈來愈少，吃不對的問題卻愈來愈多，某些不當的飲食模式，恐怕會讓礦物質浪費掉而不自知。例如，愈精緻的東西，愈容易使鉀、鎂、錳流失。又例如，過多的調味料，則會使體內的鉀、鈉含量失衡。因此，「怎麼吃才能吃足礦物質」，成為人人都應該學的重要課題。

1 多喝水，少喝茶，「鐵」吸收會更好

「茶」含有茶多酚，與食物中的「鐵」發生作用後，會減低人體對鐵的吸收率，引起「缺鐵性貧血」。所以，千萬要避免「以茶代水」，如果非喝茶不可，也盡可能別喝太濃的茶。

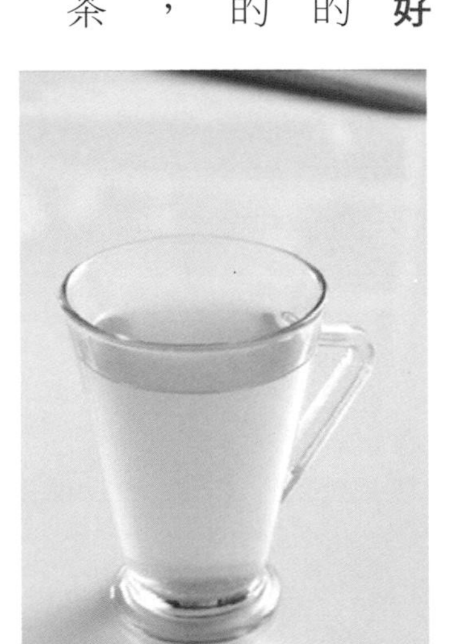

◀茶多酚會減低鐵質的吸收率，尤其正值生理期的女性，或發育期的兒童與青少年，少喝為妙

2 攝取適量的「磷」，保「鈣」有方

大部分的常見食物中都含有「磷」，如牛奶、肉類、魚、穀物、蛋黃、豆類、堅果等，所以，比起「鈣質」，磷比較不容易發生缺乏的現象。

適量的「磷」有助於鈣質的吸收與儲藏；過多的「磷」，卻會使鈣質流失。正值發育階段的孩子，磷的攝取量剛剛好就好，補充過度，恐怕會導致鈣質缺乏，反而長不高。

T!PS 營養加分

「磷」適中，「鈣」的吸收也多多！

「磷」是身體所需量僅次於「鈣」的礦物質。鈣質要吸收，需靠磷推一把：2克的鈣約需1克的磷參與，才能發揮作用 — 讓骨骼完全成長。這也是發育期能不能「抽高」的關鍵。所以，磷也被稱為「人體增高素」。

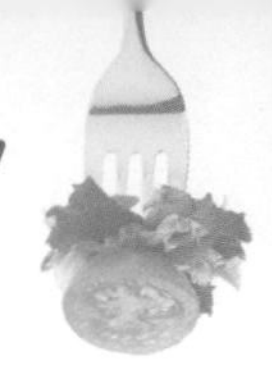

3 口味愈重，「鈉」吃得愈多

「鈉」能協助神經傳導、肌肉收縮與放鬆、體液調節，每人每日約需 500 毫克，若超過 2400 毫克，就有害無益。鈉常隱藏於加工、調理食品或調味料中，稍不留意就會過量。根據調查，臺灣人的鈉攝取量，超標嚴重，以小學生為例，平均每人每天吃的鈉高達 4000 毫克，甚至更多。

過量的鈉與腎臟病、高血壓、中風等疾病年輕化的趨勢，絲毫脫不了關係。所以，為預防心血管疾病、肌肉及能量代謝等問題，除了要避免重鹹重口味，還要多吃蔬果、多喝水，並養成運動習慣，增加代謝。

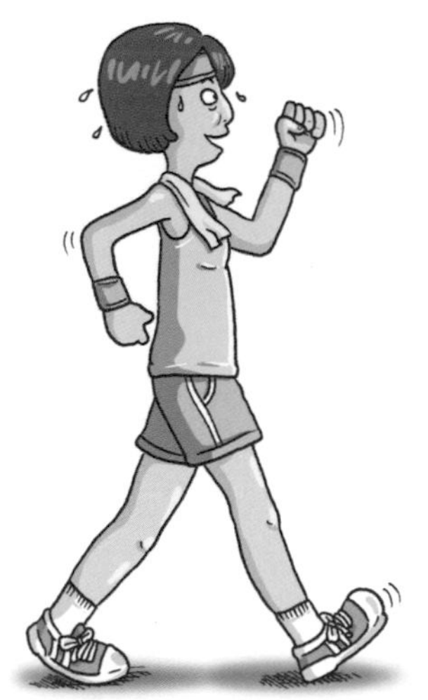

◀想要防止體內的鈉含量超標，除了清淡飲食，避免重鹹、重口味外，養成運動的習慣，亦能協助體內代謝多餘的鈉

會讓「鈉」攝取量爆表的危險食物！

食物	鈉含量	聰明吃法
泡麵	800～2800毫克／包（碗）	泡麵時，減少調味醬料包的使用量。養成只吃麵、不喝湯的習慣
運動飲料	250毫克以上／罐（600ml）	一般人的運動量，並不需要以運動飲料補充電解質，補充水分即可
白吐司	240毫克以上／1片	改吃五穀雜糧麵包，可多攝取鈉以外的營養成分（如膳食纖維）
市售湯底	1000毫克以上／1碗（600ml）	外食少喝湯，少用濃縮（塊）湯底。熬湯用新鮮食材，減少用鹽量
麵線、涼（油）麵	1300毫克以上／1盒	涼麵調味（芝麻醬）包用量減半。自煮麵線、油麵時間加長，讓鈉溶出

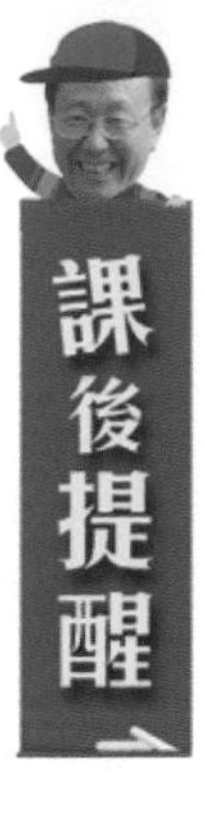

讀了這堂課，你對原本像是一連串咒語的維生素A、B、C、D……、鋅、鈣、磷、等，更了解，更有概念了吧。

對照一開始的案例，小平一到地下室，就喊著「看不到」，也許正是缺乏維生素A的警訊，如果大人持續認為是孩子「搞怪」，視而不見，可能會錯失補充時機，變成「隱性飢餓」。

其實，不光是成長、發育時期的孩子，家中無論男女老少，攝取充足、均衡的營養，對於身心靈的健康都有極大幫助。礦物質與維生素的重要性，不只自有的營養價值，更關乎其他營養素的分解、合成、利用。

所以，基本概念必須建立。吃東西的時候，也要記得提醒自己，根據身體症狀，補充缺乏的養分。

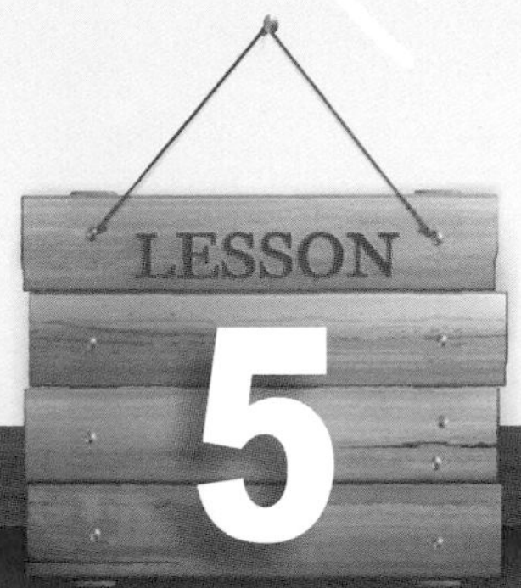

喝「水」學問大，喝對了它就是百藥之王

水的好處多：排毒、促進代謝、維持生命……

阿光剛上國小一年級，媽媽怕到了學校，開飲機的水不乾淨、喝不慣，每天都會幫他裝一壺白開水，讓他帶到學校。只是，即使千叮嚀、萬交代「要喝水」，放學、上完安親班回家，那壺水幾乎原封不動地被帶回來，倒是書包的側邊，常多了罐喝到快見底的寶特瓶飲料。

阿光媽媽實在很苦惱，出門一整天，只喝罐裝飲料能補充水分嗎？究竟一天要喝多少水才夠啊？能用一個晚上補足一天的需水量嗎？

的確，曾經有不少家長向我反映「孩子不愛喝白開水」，希望我能幫幫忙，想想其他的「補水之道」。只是，我通常沒有答案。這並不是我學無專精，而是「水」對人體的重要性，根本無可取代，水還被稱為「百藥之王」呢！不過，這可是喝對了才有功效。喝對水大有學問，一旦喝錯了，別說治病、調身體了，恐怕會對健康造成危機喔！

人是『水』做的，一點都沒錯！

水是六大營養素之一，也是人體含量最豐富的一項。**人體含水量會隨著年齡增長遞減，也會因為肥胖、性別略有差異，一般人平均約占體重60～70%**（嬰兒的含水量可高達80%，老年人可能會降到50%以下）。

水也是人體細胞、組織的主要成分，每個細胞、組織都含有水分，約占人體含水量的三分之二，像是大腦、肌肉、皮膚、肺、腎臟等，含水量都達70%以上，骨骼（約20%）、脂肪（約10%）則含水量較低。至於，肩負運輸氧氣、營養素，供給各器官使用，及運送細胞代謝後的廢棄物等重責大任的「血液」，含水量超過90%。

一旦體內水分不足，腎臟便無法發揮功能，這時，肝臟就得負擔腎臟工作。肝臟首要功能是解毒，其次是儲存脂肪，原本肝與腎各有分工，現在卻全部丟給肝，這樣肝功能就會減損，能代謝的脂肪量會愈來愈少，導致留在身體的脂肪愈來愈多。

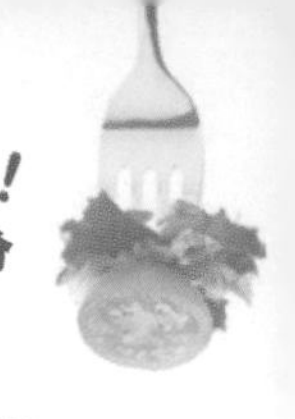

喝水喝對時機，才能發揮好效果

1 「一早起床」喝杯水：助排泄、防便祕

人在睡眠狀態下，仍會因呼吸、流汗等，持續流失水分，一早起床總會口乾舌燥，此時，正是喝水的好時機。**養成早上起床、刷牙後，喝一杯 400～600 ml 溫開水的習慣**，能降低血液濃度，促進血液循環，還能幫助腸胃加速蠕動，有助排泄、避免便祕。

2 「三餐之前」喝杯水：啟動體內酵素，有效燃燒脂肪

三餐前約30分鐘，喝 400～600 ml 的水，能減緩飢餓感，避免暴食。水能促進循環，亦有利水溶性營養素吸收，還能啟動體內酵素、燃燒脂肪，防止肥肉囤積，所以，飯前有喝水習慣的人，不但不易發胖，減重效果也特別好。

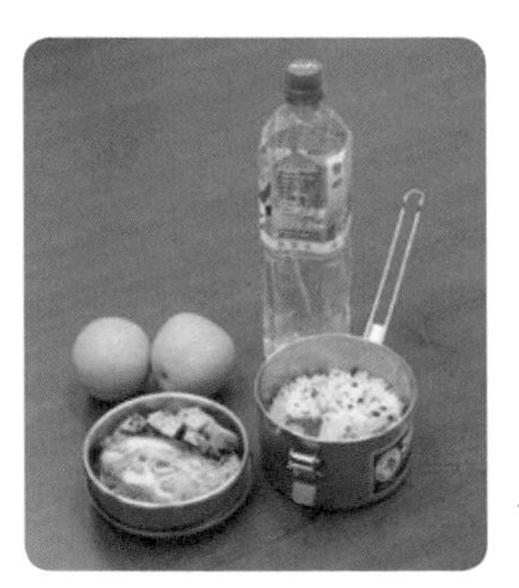

◀ 餐前 30 分鐘喝杯水，可以稍微緩和飢餓感，避免一見到食物就失控，對於體重控制有很好的效果

③「兩餐之間」多喝水：每次200 ml，填滿一日所需

在餐與餐間、晚餐後，每隔1.5～2小時喝200～300 ml的水，恰能滿足一日所需水分。另外，喝水最怕淺嘗則止，若習慣一次一口，很容易因「解了嘴裡的渴（改善口乾舌燥），而忽略身體的渴」，所以，喝水要以「杯（200 ml）」為單位，別以「口」為單位。

④「睡覺之前」少喝水：避免影響睡眠品質

若當天水分攝取量已足夠，我建議睡前1小時內，盡量少喝水。其實，主張睡前喝水或不喝水的專家，各有各的堅持立場，而我是以「良好睡眠品質」為出發點，給予讀者建議。睡前喝水最直接的影響，就是很難一覺到天明，睡眠容易會因為跑廁所而中斷，進而導致隔天上課，上班精神不濟，學習或工作的效果也會跟著變差。如果屬於代謝、內分泌系統功能較差的人，還可能會有水腫的狀況。

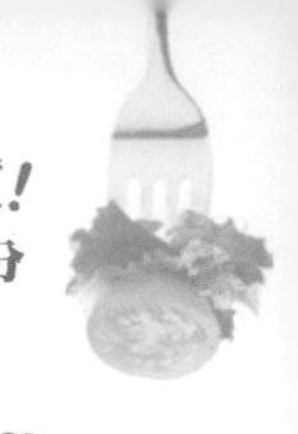

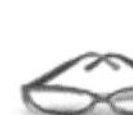

喝水學問大，迷思要破解

1 「沒事多喝水，多喝水沒事?!」足夠就好，喝太多小心出事

是不是差點被廣告給騙了，其實，水喝太多是會出事的。一個健康的人，每天至少需飲用2000 ml的水，喝太少，身體機能會出狀況，但超過3000 ml，恐怕會影響腎臟代謝功能。若想知道一天到底該喝多少水，不妨透過「（身高＋體重）X 10」公式來計算，算出來後，再扣除能由食物攝取的約500～700 ml，就是個人每日的最佳飲水量了。

2 「不渴，就不用喝水?!」適時補充水分，避免脫水危機

當人體缺水達體重2％，會以「口渴」發出警報，但等這時才知道該喝水，就太遲了。每人每天在沒流汗的情形下，大概會流失體重10％的水，為了維持體內含水量，應適時適量補充水分，避免脫水危機。處於水分快速流失狀態（**如天氣炎熱、運動等**）更該如此，好比空調會加速水分蒸發，當人在冷氣房裡感到昏昏欲睡時，就是輕微的脫水症狀了。

3 「白開水難喝，就『飲料代水』?!」小心！喝的不是水，是熱量

不少人會想，反正飲料也是水（液體），與其喝無色無味的白開水，不如喝汽水、果汁、調味水，或乾脆來杯特調飲料。別忘了，飲品會吸引人，多半是糖加很多，所以，喝飲料不一定能解渴，還會熱量超標。唯有白開水能在進入人體後，發揮調節體溫、促進新陳代謝、運輸營養等功效，這些可都是「飲料」完全不能代勞的啊！

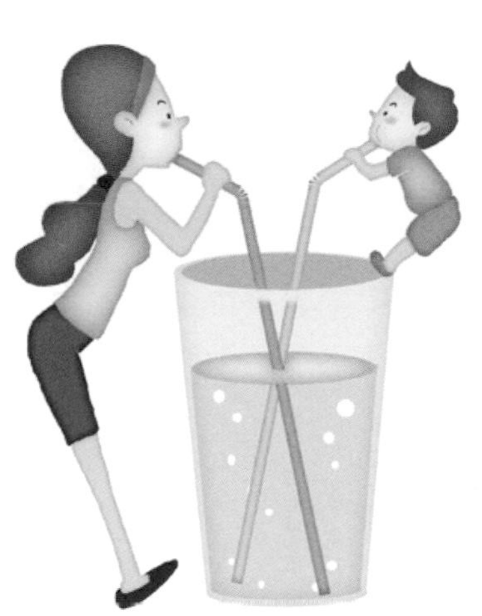

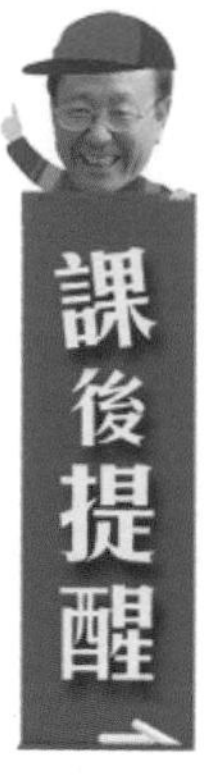

課後提醒

「水」對人體的重要性，僅次於氧氣（空氣）。不論是增加腸胃蠕動，促進食物消化；還是使泌尿系統順暢，防止雜質停留而產生結石；或是將毒素和廢物排出體外，維持新陳代謝……，若是離開水，身體機能就無法順利運作，更別說要有健康的身體了，缺水不但容易生病，嚴重還會危害生命。所以，養成正確喝水的好習慣很重要！

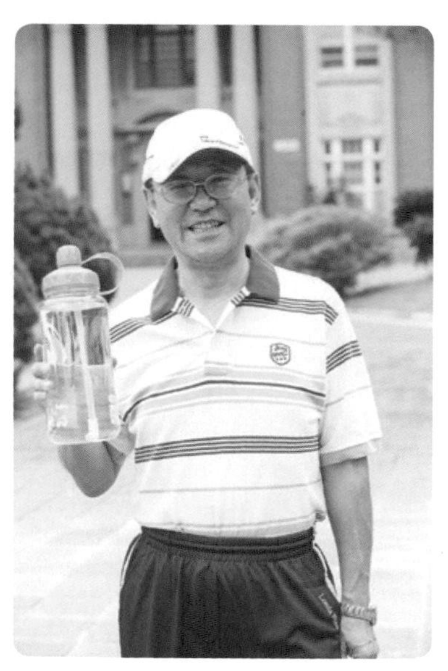

▲自備環保水壺，方便隨時補充水分，是養成喝水習慣的良方之一

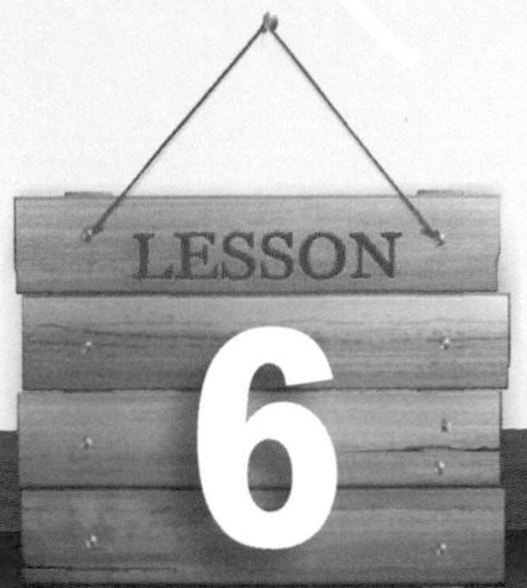

消化第一關：飲食多咀嚼，營養吸收會更好

鋅、鈣、磷食物，替口腔（牙齒）健康加分數

為了助寶貝女兒擁有一口好牙，助她端正面容、咬字清楚、表達無礙，從女兒長牙開始，我和太太就不厭其煩地叮嚀——「每口飯都要細嚼慢嚥」、「飯後要漱口」、「睡前都要刷牙」……。學齡期後，對「潔牙」要求更嚴格，無時無刻都在提醒，一直到女兒結婚，搬離開家。

近日，難得全家相約聚餐，看女兒娓娓述說夫家生活點滴，雖未字字細聽，卻注意到她自信十足的談吐與清晰的口齒，除了對她充實的人生新階段感到欣喜外，更覺得當初的「嘮叨」都值得了！

想當初，我用「一口好牙，一生幸福」作為專欄文章的標題時，我的學生還提出質疑：「老師，有這麼『好康』的事情嗎？不過就是維持一口好牙齒，就能夠幸福一輩子？」

我本來就認為牙齒與健康息息相關，在看到女兒現在的樣子後，就更加確信。我明白地告訴各位讀者：「事實的確如此！」

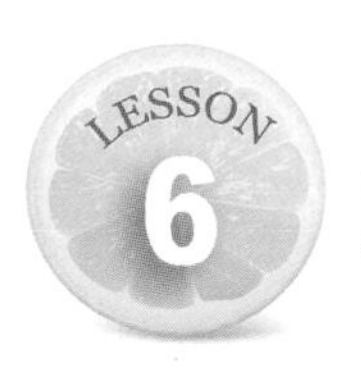

食物的營養要吸收，從『多多咀嚼』開始

牙齒是「食物消化，營養吸收」第一關，若這關都過不了，後面恐怕要「卡關」了。部分廣告常標榜食物「入口即化」，但大部分食物還是得靠牙齒咀嚼、舌頭攪拌、混合唾液等一連串步驟，才能促使腸胃道的消化作用，使營養被身體吸收並利用。

能否充分「咀嚼」，攸關食物營養能否充分被吸收。例如，醣類、蛋白質、脂肪等分子，對人類細胞來說很巨大，充分咀嚼搭配消化作用，能讓這些物質變成小分子，有利於吸收、供給細胞。

像是排骨、牛（豬）排等蛋白質豐富的肉類，若未經過充分咀嚼，其中的蛋白質便難以分解，自然無法完整被細胞吸收、利用，實在很可惜。

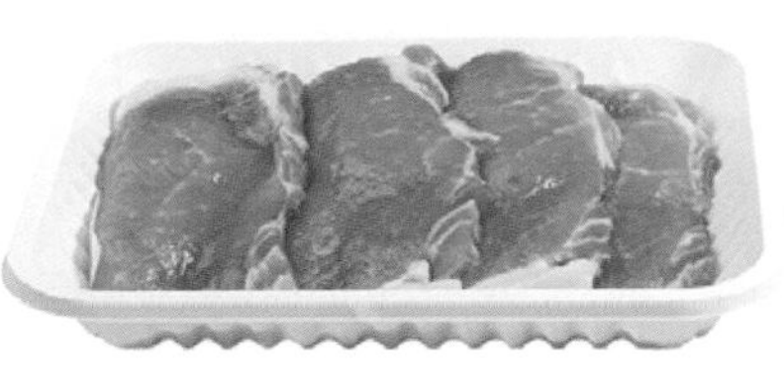

若未經過「咀嚼」，會延長肉在胃部的時間，增加器官的負擔

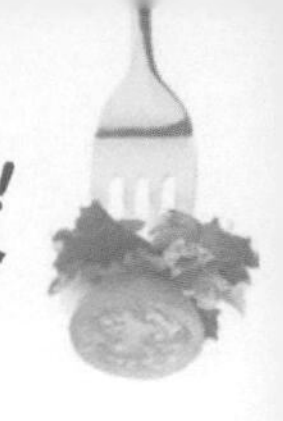

良好的咀嚼習慣，愈早建立愈好

趁機留意孩子吃東西的習慣——

1 吃了食物後，咀嚼一陣子才吞下肚？

2 把食物含在嘴裡一段時間，直接吞下去？

3 根本沒咬幾下，就直接往肚子裡吞？

上述飲食習慣，最好的是第 1 個。透過「細嚼慢嚥」，將有助於食物在胃部的消化作用。東西吃太快、沒善用牙齒咀嚼，會拉長胃進行消化的時間，甚至影響消化功能，導致消化不良。細嚼慢嚥還能促進膽汁分泌，膽汁主要功能之一是分解脂肪，可有效避免脂肪累積。

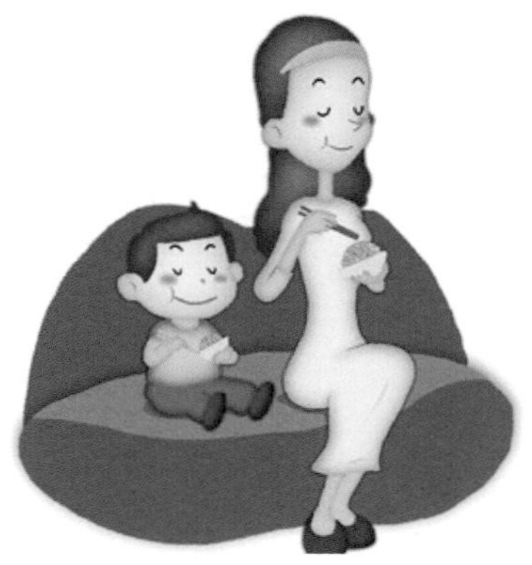

◀細嚼慢嚥除了能讓「食物解體」，還是促進食物消化、營養吸收，不可缺少的重要關卡

什麼時候開始訓練「咀嚼」最恰當呢？

不論是牙齒保健、訓練咀嚼等，都是愈早開始愈好。當長出第一顆乳牙時，就表示準備好要進入咀嚼食物的階段了。若能掌握這個關鍵時期，配合牙齒生長程度，給予恰當食物（由軟而硬），就能藉機教導、訓練咀嚼、調整習慣。不過，以上指的當然是最佳理想的狀態。畢竟，在這個時間點，更多人在意的是「孩子吃得快不快」吧。

啊！那已錯過最佳時機，就只能放棄了嗎？

沒關係，正如我所說的，**「好的咀嚼習慣，愈早開始愈好」，現在才開始，一點都不遲**。就從下一餐開始，提醒自己務必做到：**每一口飯菜，都至少咀嚼30下才能吞**。導正狼吞虎嚥，養成「細嚼慢嚥」。千萬不要用課業、工作繁忙當藉口，三口當作兩口、囫圇吞「飯」啊。想想古人所說的——「吃飯，皇帝大」，不論多忙，吃飯都要好好吃、認真吃。

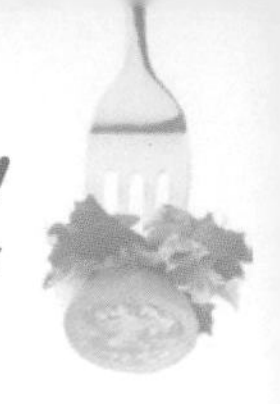

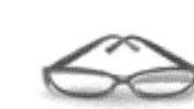

挑選富含鋅、鈣、磷的食物，替牙齒健康加分數

口腔的保健與清潔，是一輩子的重要功課！除了建立良好衛生習慣，也要努力避免牙齒疾病，一旦發生就要及時治療。像常見的齲齒（蛀牙），千萬別因為恐懼被牙醫鑽牙，而一拖再拖。

當然，也可以從「吃」的下手。牙齒分為牙冠與牙根，牙根指埋在牙齦裡的牙齒，牙冠指未被牙齦包覆的部分。牙冠表面的琺瑯質是人體最堅硬的組織，主要由鈣和磷構成，所以，可多攝取富含鈣、磷的食物。另外，補充鋅與維生素A、C，亦有助味蕾發展與恆齒強化。

強化牙齒不可或缺的營養！

營養素	食物來源	營養素	食物來源
鈣	乳酪、牛肉	**磷**	牛奶、蛋黃
鋅	蚵乾、生蠔、牡蠣	**維生素A**	香椿、綠豆芽、高麗菜
維生素C	芭樂、奇異果		

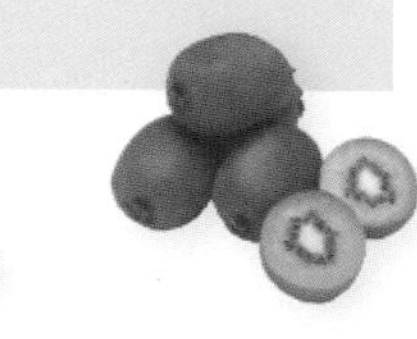

▶ 維生素C是維護牙齦健康的重要營養素，嚴重缺乏的話，牙齦會變得較脆弱（如刷牙時易出血）

TIPS 營養加分

認識保護牙齒的第一防線 — 琺瑯質

1.琺瑯質 — 人體最硬的組織。

牙齒表層的琺瑯質是高度硬化的物質，所以牙齒能咬碎冰塊、骨頭。但硬碰硬（如牙齒撞到水泥地）也是會出狀況的

2.「磨牙」也會使琺瑯質被損壞。

畢竟每顆牙齒的硬度都差不多，彼此摩擦，也算是勢均力敵，最後只會導致兩敗俱傷

3.琺瑯質上沒有血管和神經。

因此，受傷、損壞不可能有感覺，如果覺得牙齒痛痛的、酸酸的，代表琺瑯質已經被破壞了

4.齲齒（蛀牙）是破壞琺瑯質的可怕殺手。

口腔中的細菌會附著於琺瑯質、分泌乳酸腐蝕牙齒，隨著琺瑯質被腐蝕，細菌就會愈鑽愈深

5.琺瑯質一旦破壞，就沒有復原的可能。

所以，齲齒（蛀牙）不是久了就會好，當牙痛一陣子突然不痛，可能是牙齒的神經也被蛀壞了

6.細菌愛甜食，吃完馬上漱口，才能保護琺瑯質。

吃完東西（尤其是含「糖」食物）之後，最好馬上漱口、刷牙，否則充滿甜食的口腔，就會形成細菌的溫床

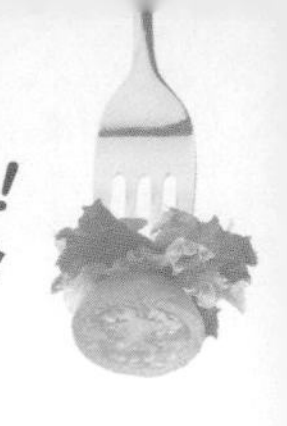

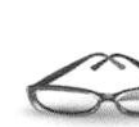

預防齲齒（蛀牙）有撇步：平日勤潔牙、定期洗牙加檢查

1 養成潔牙好習慣，避免口腔中細菌滋生

「甜食」尤其是口腔細菌滋生與活動的溫床，因此，不只每天睡前要「刷牙」，吃完東西之後，「漱口」也是最基本的工作。除此之外，也建議搭配使用「牙線」、「牙線棒」或「牙齒間刷」，這可以協助清潔牙刷難以刷到的死角，讓潔牙工作更為徹底。

2 定期使用「牙菌斑顯示劑」，細菌藏不住

口腔中都會存在「牙菌斑」，當牙菌斑累積到一定的厚度時，就可能會發生齲齒（蛀牙）、牙周病，更嚴重的還會導致牙菌斑鈣化成牙結石。牙菌斑肉眼看不到，利用「牙菌斑顯示劑」輔助潔牙，能有效去除牙菌斑，還能導正潔牙方式。

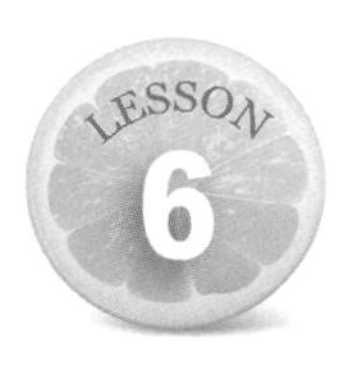

3 定期洗牙、檢查，牙齒疾病預防勝於治療

牙周病是由牙菌斑所引起，如果沒有及時發現、治療，可能會引發成牙齦發炎、牙齒脫落等病症。因此，我建議每隔半年至一年，要到牙醫診所報到，透過醫師專業的口腔檢查，確實得知牙齒的健康狀況，並及早發現或預防齲齒（蛀牙）或牙周疾病。

健保署為了宣導「防範牙周疾病」的重要性，提供了13歲（含）以上的民眾，半年一次的免費「洗牙」服務。藉由洗牙可以清除刷牙刷不掉的牙結石，防止衍生相關牙齒疾病。

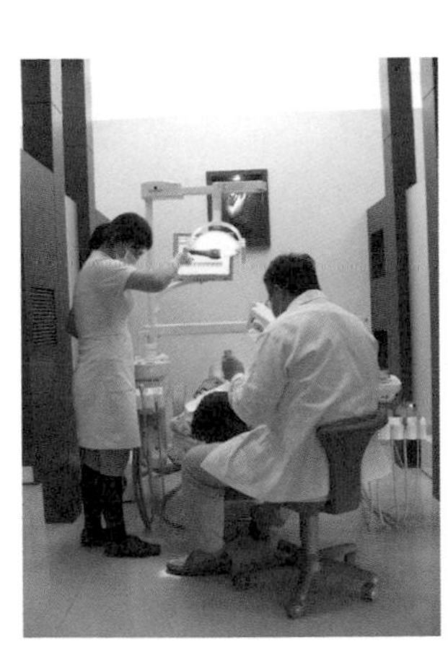

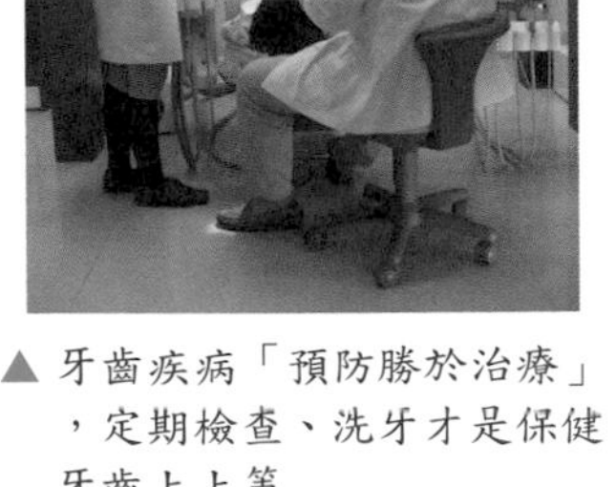

▲ 牙齒疾病「預防勝於治療」，定期檢查、洗牙才是保健牙齒上上策

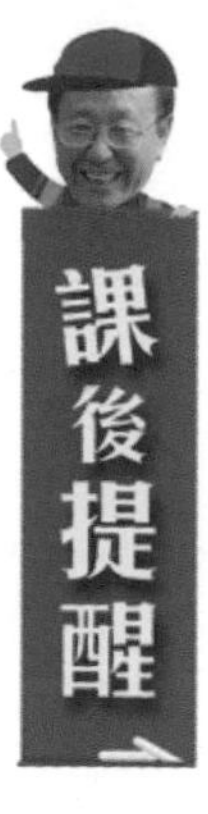

健康的牙齒與飲食息息相關。身體所需的營養，有一部分得靠攝取食物來補充，若因為蛀牙、牙痛而害怕、不想使用牙齒（咀嚼），恐怕會嚴重影響正常飲食，更別說要攝取食物中的營養成分了。

除了要多吃強化牙齒的食物，也要養成潔牙（飯後漱口、睡前刷牙）的好習慣，並定期洗牙與檢查，多管齊下，更有助牙齒健康。

口腔除了擔負「咀嚼」重任，同時也是面貌端正、表達清晰的重要關鍵。若有吸手指、咬嘴唇、吐舌、咬硬物等不良習慣，務必及時矯正，不然不但容易「病從口入」，也會影響牙齒生長，嚴重的話，恐怕會有暴牙、咬合不正的情況，臉型與表達自然會受影響。

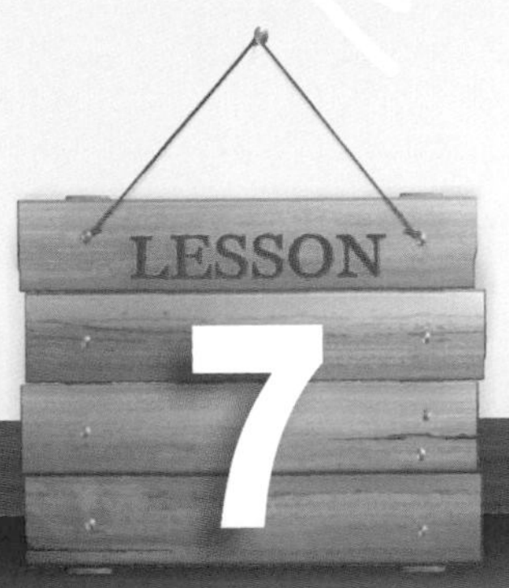

配合食物的消化時間，進食順序要調整

慢消化先吃、快消化後吃，延長飽足感

小敏是一個即將升小學六年級的女生。

照理來講，這個年紀正值發育階段，小敏的胃口應該特別好才對啊，但是，小敏卻不是這個樣子。每到用餐時間，不是像是好幾餐沒吃似的，吃得又快又多，橫掃好幾人份的食物；要不就像剛吃完前一餐，對於桌上的食物興趣缺缺，老喊著「吃不下」。

時好時壞的胃口，可讓小敏媽傷透腦筋。

食物在消化過程中，會讓「飽足感」產生，覺得肚子被填滿；反之，食物消化完成，飽足感就會跟著消失。人會感覺到餓，就是因為吃下去的食物，全部消化光了。不過，也許有人會感到疑惑，明明同桌用餐，怎麼有人可以成功撐到下一餐，有人卻半途投降，吃起點心了呢？這很有可能是「進食順序」的不同帶來的差異。

掌握食物消化時間，調整進食的順序

食物在胃部的停留時間，可視為食物的「消化時間」。消化時間愈長，飽足感持續愈久。**唯有知道食物消化速率，培養適當進食順序，才能有效維持餐與餐的間隔，減緩飢餓感。**

「健康飲食」除了得講究均衡的營養外，進食順序也是一個重點。我建議，**「消化耗時長」先吃，「消化耗時短」後吃。**藉由食物進入身體的先後，平衡各類食物在胃部的停留時間，避免因為「剛吃飽就喊餓」或「上一餐飽到下一餐」，而打亂本來的「飲食時鐘」。各類食物中，以「水果類」消化最快，「脂肪類」則需要最長的消化時間。

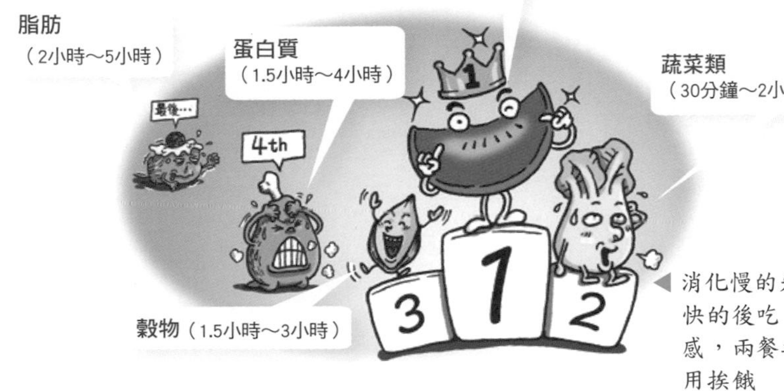

消化慢的先吃，消化快的後吃，延緩飽足感，兩餐之間自然不用挨餓

各類食物的消化時間

食物	消化時間	說明
水果類	約0.5～1小時	■ 瓜類（如木瓜、西瓜）含水多，消化最快 ■ 含水量較少的香蕉，所需的消化時間最長
蔬菜類	約0.5～2小時	■ 瓜類（如絲瓜、小黃瓜）消化最快，其次是茄果類（如茄子、青椒），接著是葉菜類（如菠菜、茼蒿）和十字花科類（如花椰菜）。根莖類（如地瓜、芋）需要最長的消化時間
穀物類	約1.5～3小時	■ 相同食材，流質或半流質穀物，消化較快（如吃稀飯比乾飯容易餓） ■ 經發酵且無添加油脂穀物（如饅頭）較好消化。若添加油脂（如炸銀絲卷）則相反 ■ 國人常吃主食消化時間－「白米飯」約需1小時、「糙米飯」約需1.5～3小時
蛋白質	約1.5～4小時	■ 流質類蛋白質（如牛奶）較快消化 ■ 肉類（如牛肉）蛋白質，至少得花4小時
脂肪類	約2～5小時	■ 植物油（如苦茶油、橄欖油）比動物油（如豬油、牛油）容易消化 ■ 脂肪與穀物（如奶油玉米）、蛋白質類（如蛋糕）同時攝取，會延長的消化時間，對腸胃將造成負擔。故建議減少油量，並盡量搭配蔬菜（如炒青菜）

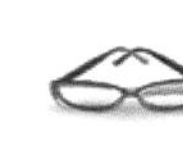

2種消化作用合作無間，營養才能被吸收

食物中的營養，除維生素、水和礦物質，可直接吸收利用外，蛋白質、脂肪和醣類，均須在不同消化器官內，透過不同消化腺液與作用、分解為結構簡單的小分子後，才能被人體吸收利用。

這種透過各個器官間協調合作，將食物的大分子分解成小分子的程序，就稱為「消化作用」。食物被分解成小分子，透過消化管黏膜上皮細胞，進入血液循環的過程則稱為「吸收作用」。

若能大略了解人體消化系統，並對食物消化時間有所概念，就能透過適當飲食方式，幫助身體更有效率地吸收各種營養素。

人體消化作用依「處理食物」的功能，分為以下二種——機械性消化與化學性消化。這二種消化作用分別進行，也互相合作，共同完成食物的完整消化過程，讓食物養分被人體吸收，並將殘渣排出體外。

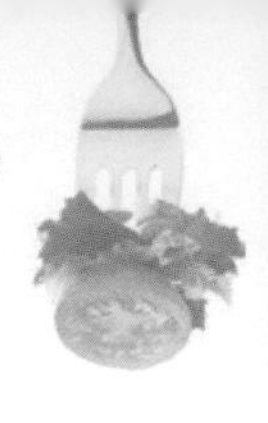

1「機械性」消化

將食物碎製成小片後，透過口腔咀嚼、牙齒咬磨、舌頭攪拌，吞嚥後受食道、胃腸肌肉活動影響，大塊食物會被碎成細小狀，使消化液與食物混合，繼續推動至肛門。

2「化學性」消化

透過消化腺分泌液體，對吃下肚的食物進行化學分解、反應等，將各種營養物質分解成小分子化合物，讓消化系統更容易吸收，進而能進入血液、淋巴液，供給身體能量。

食物營養要吸收，一關接著一關過

口腔是進入消化系統的第一關。當你食物送入嘴裡時，口水便會開始分泌，其實，口水（唾液）就是一種消化液。唾液的作用可多了，能潤滑食物、抗菌，也能防止口腔乾燥、口腔或牙齦的發炎狀況。

唾液中的澱粉酶能夠分解部分的醣類食物，或將澱粉初步分解為麥芽糖。麥芽糖是由2個分子的葡萄糖組成，在進入小腸後，會再被分解為葡萄糖，這樣才能成為營養素，直接為人體所吸收。

經過牙齒咀嚼、唾液潤滑後，食物會由口腔快速通過咽喉、食道、賁門，到達了胃部。我常開玩笑說：胃像氣球，收縮自如。沒食物的胃，約縮至2個拳頭大小，若進食，則可以容納將近1.5公斤重的食物。

胃中腺體分泌的胃液，除可消化食物，也能殺滅食物中的細菌，並在食物分解、推擠、攪拌等過程中保護胃壁。胃液中的胃蛋白酶，則能將吃下肚的蛋白質初步消化。

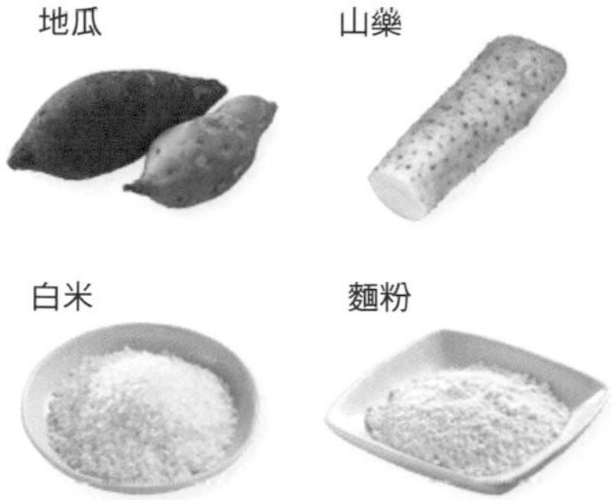

地瓜　山藥
白米　麵粉

◀澱粉食物咀嚼久了會有甜味，是因為澱粉能透過唾液做初步的分解

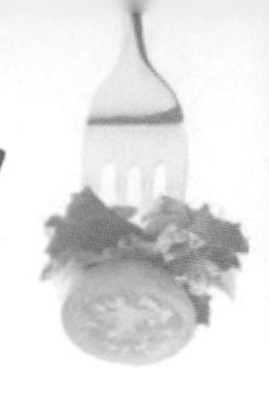

接著，食物在胃中會透過機械性及化學性消化作用，在形成食糜（指離開胃部、即將進入十二指腸、未消化完全的半流質食物）後，排入「十二指腸」，並進入「小腸」。

小腸扮演重要的「吸收」角色。在小腸，胰液和腸液中的酶，能將蛋白質進一步分解為胺基酸，將澱粉分解為葡萄糖，將脂肪分解為脂肪酸和甘油等（人體可直接利用的）最小分子，至此階段，消化已大致上完成。其他難以被分解、消化的食物殘渣則進入大腸。

大腸本身並無進行消化作用，僅有吸收功能。主要會吸收少量水分、礦物質及部分維生素，而經大腸過濾，無法被吸收成為營養的廢棄物，會經過大腸，送進**直腸**、**肛門**，最後排出體外。

這一連串的消化過程，人體將食物分解成胺基酸、葡萄糖、脂肪和甘油等營養素，並透過肝門靜脈送至血液，供給全身細胞使用。

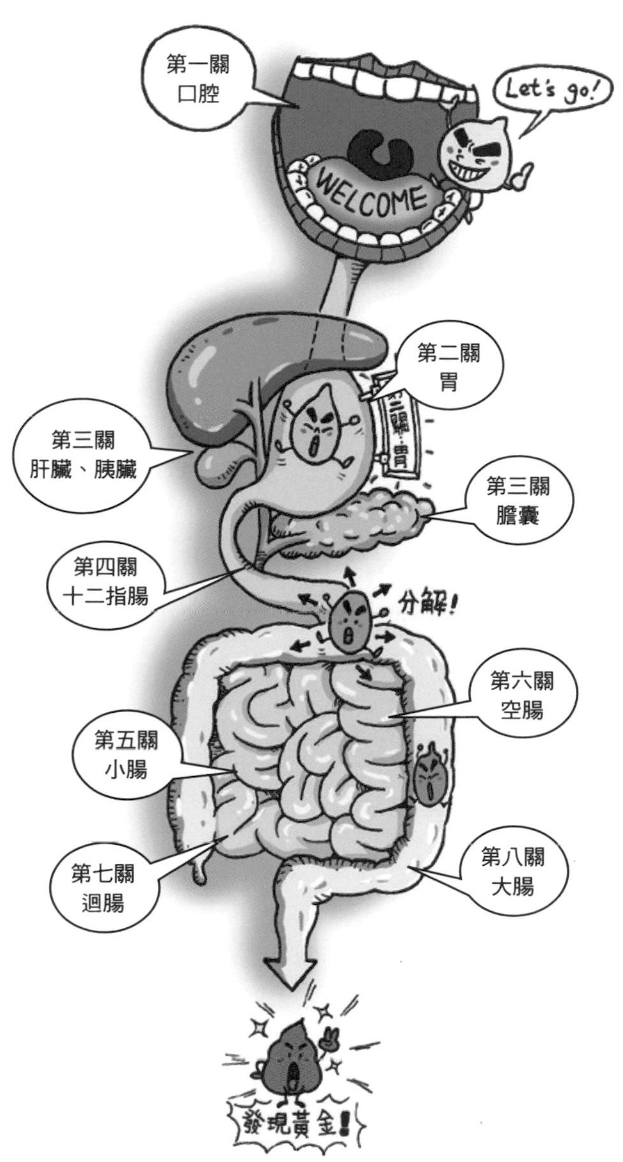

第一關
口腔
Let's go!
WELCOME
第二關
胃
第三關
肝臟、胰臟
第三關
膽囊
第四關
十二指腸
分解！
第六關
空腸
第五關
小腸
第七關
迴腸
第八關
大腸
發現黃金！

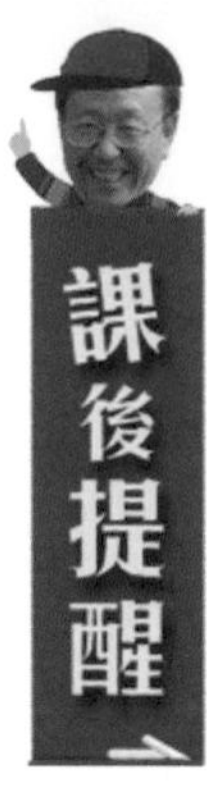

課後提醒

消化系統的作用，能讓食物的營養有效被身體吸收並利用，不當的飲食習慣（如暴飲暴食、偏食）與不均衡的營養，則會影響消化系統作用，導致消化不良。當常覺得肚子鼓鼓、脹脹的，或吃沒兩三口就覺得飽、排斥進食等，都可能是消化系統出了問題。

在錯誤的時間飲食，最容易擾亂生理時鐘。例如，明明是該在床上睡覺的午夜時分，卻大啖宵夜，使得身體、器官破例運作，容易增加消化系統的負擔，自然影響健康。

記住，只有消化不良情況解除、良好飲食習慣建立，對腸道運作、營養吸收、成長發育等，才有正面的幫助。

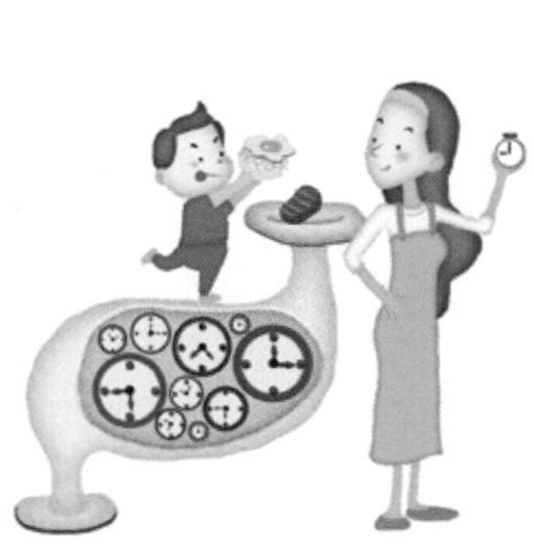

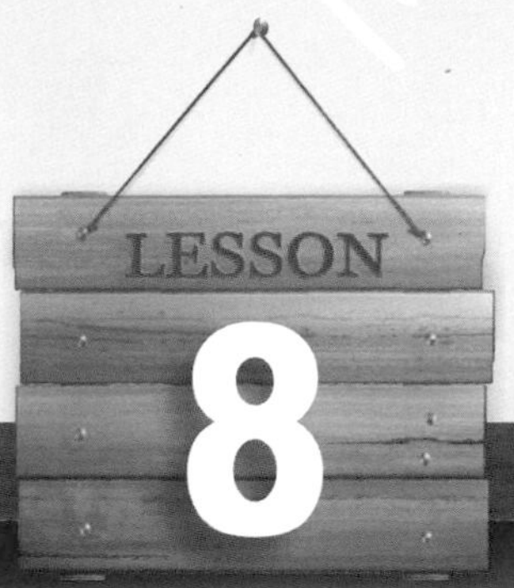

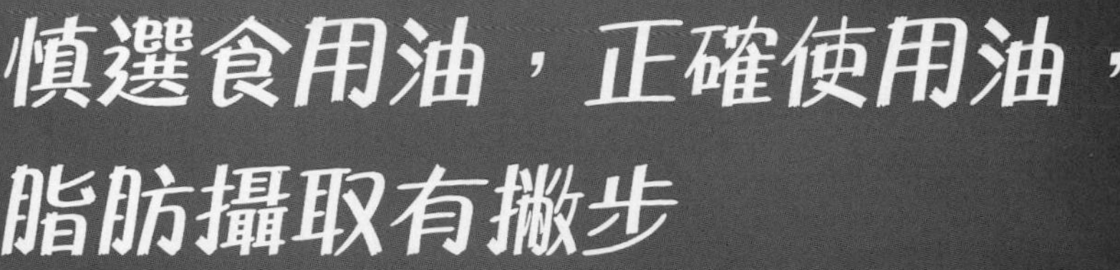

你知道嗎？「反式脂肪」其實比黑心油還可怕

國小畢業後，楷馨到鄉下住了2個月，阿嬤疼孫心切，每天煮得非常「澎湃」，端上桌的不是大魚，就是大肉，也許少了課業壓力，胃口變得特別好的楷馨，自然吃的不亦樂乎。

暑假結束、上了國中，班上同學幫楷馨取了個綽號「肥肥」。等學校例行健檢時，楷馨才發現自己居然在短短兩個月，胖了將近5公斤。

為了擺脫「肥肥」綽號，楷馨開始「拒絕吃油」，因此瘦了3、4公斤，卻也出現經期不順、皮膚乾燥等問題。最令楷馨失望的，是看到她的人，關心她「是否生病」的，遠比「誇她變瘦」的還多出更多……。

油（脂肪）是人體所需六大營養素之一，被歸於營養金三角的最上方。雖然，建議攝取量最少，重要性卻和其他五項營養素相當。正處於發育階段的兒童與青少年，尤其要注意油（脂肪）的正確攝取。

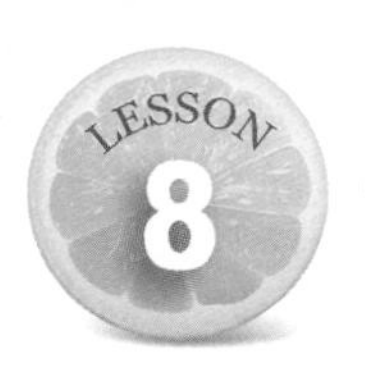

油脂適量攝取，3大好處報你知！

部分現代人有一個大錯特錯的觀念，他們認為若怕胖、要減肥，最好的方法就是「不吃油」。又加上近期「黑心油品」連環爆，危言聳聽的報導，讓更多人加入「不碰油就健康」的觀念中。

但把油設定為拒絕往來戶，常會讓健康失衡，體內若無適量油脂，會降低機能運作的動力。所以，不論是正值發育階段的兒童或青少年，或已出社會的大人們，都要導正觀念——適量「油脂」，幫健康加分！

1 提供熱量，儲存脂肪

每人每天需求脂肪量，建議約占一日總熱量的20～25%（最多以30%為上限）。換句話說，若以一個每日需求總熱量為2000大卡的人來看（需求總熱量會因BMI值、活動程度、年齡等有所不同），脂肪（油脂）需求量約占了400～500大卡（每克脂肪約有9大卡的熱量）。此外，脂肪不只能提供即時熱量需求，也會儲存體內，以備不時之需。

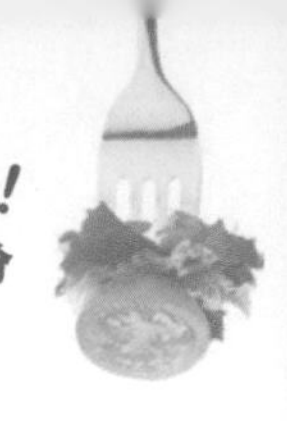

2 促進脂溶性維生素吸收，並維持機能平衡

油脂中的膽固醇是「合成性荷爾蒙及腎上腺荷爾蒙」的主要原料之一，更是「構成細胞膜」的重要成分。如果體內缺乏油脂，將會阻礙脂溶性維生素的吸收，還會導致內分泌失調，產生皮膚問題（**如皮膚乾燥或粗糙、長痘痘**）、女性經期不順等。

3 保護器官，維持體溫

人體的脂肪組織約占體重15～30％。其中又以內臟脂肪與皮下脂肪組織最重要，二者都是重要的保護層。內臟脂肪通常分布在重要臟器外圍，可減緩衝撞力道，避免器官受傷（**如女性下腹、臀部脂肪較多，是為了保護生殖器官**）。皮下脂肪則能防止病源入侵，還能維持體溫。

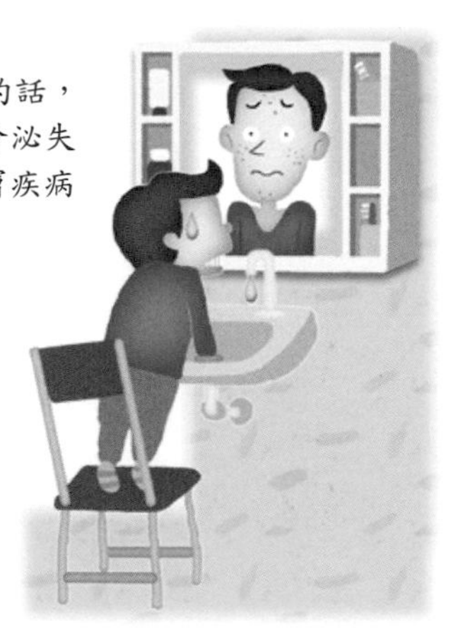

▶ 完全不吃油的話，很可能因內分泌失調，造成皮膚疾病

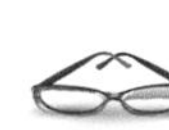

想要聰明吃油，就要先認識油

人體大部分的油脂來源為「食用油」，而「油」不只關係到料理是否美味可口，對身體健康影響也很重大。**吃好油，有助血管軟化，預防高血壓、高血糖、高血脂狀況等疾病的發生**。因此，認識油很重要！

食用油依組成差異，大致區分為單元不飽和脂肪酸、多元不飽和脂肪酸、飽和脂肪酸等三類。雖然，多數食用油包含上述三種脂肪酸，但三種脂肪酸的含量比例、烹煮方式等，皆會影響油品好壞。

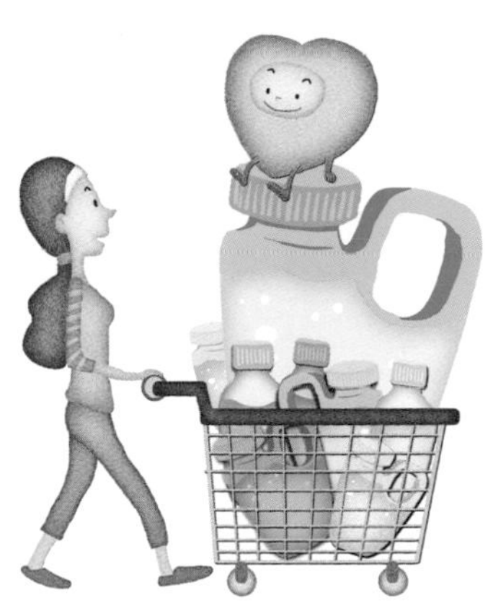
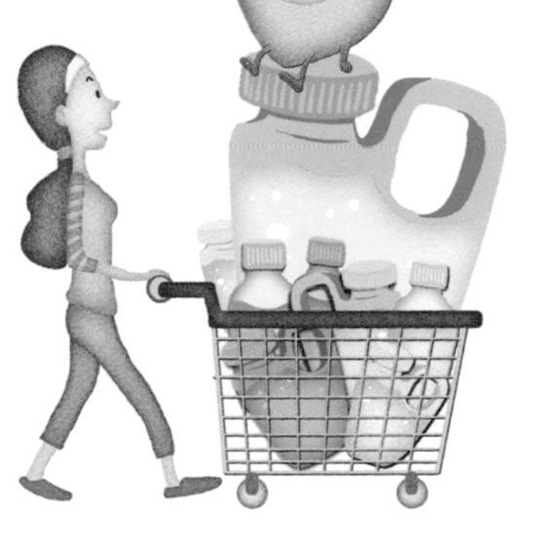

▲ 食用油種類愈來愈多，「如何挑選才健康」是消費者的共同疑問

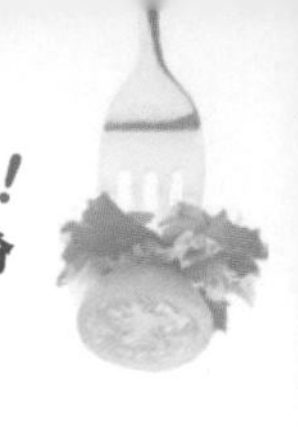

1「飽和脂肪酸」含量高的油脂（多吃易有心血管疾病）

飽和脂肪酸含量較高的油脂通常為固態油，如豬油、牛油、奶油，或肉類的肥肉，椰子油、棕櫚油等植物類油脂亦屬之。固態油熔點高，在室溫下呈白色固體狀（**如滷肉湯汁放久，上方會浮著一層白色豬油**）。

飽和脂肪酸雖為人體必需，但吃多會增加體內膽固醇含量，累積多餘脂肪，比不飽和脂肪酸更容易發胖，亦會對血管、心臟的健康造成危害。

2「單元不飽和脂肪酸」含量高的油脂（被歸為「好油」一族）

單元不飽和脂肪酸較多的油品為純橄欖油、苦茶油、油菜籽油、芥花油、花生油等植物油，另外，亦可從「堅果」中獲得。因單元不飽和脂肪酸可降低體內壞膽固醇量，有利預防心血管疾病。

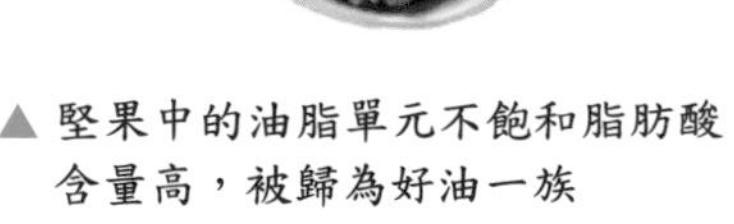

▲堅果中的油脂單元不飽和脂肪酸含量高，被歸為好油一族

3 「多元不飽和脂肪酸」含量高的油脂（避免使用高溫烹飪方式）

多元不飽和脂肪酸含量多的油品，因為不耐熱（發煙點低），容易引起變質，不適合高溫料理。現代人因飲食習慣，缺乏多元不飽和脂肪酸 ω-3 的情況很多，不妨透過紫蘇油、亞麻仁油、魚油來補充。

ω-3 中除了有 EPA、DHA 外，還富含 α- 亞麻油酸，這能調節血脂肪組成比例、調整血壓、抗氧化、降低壞膽固醇、強化腦及神經細胞的物質。

不過，同屬於多元不飽和脂肪酸的 ω-6，就不如 ω-3 受身體歡迎了。ω-6 多存在於紅花油、玉米油、大豆油（坊間沙拉油多為大豆油）中，這些油品如果食用過量，將會降低體內「高密度脂蛋白膽固醇（好的膽固醇）」的含量。

◀「魚油」是從脂肪較多的魚類體內，取出油脂所製成的，是 ω-3 脂肪酸的優質來源

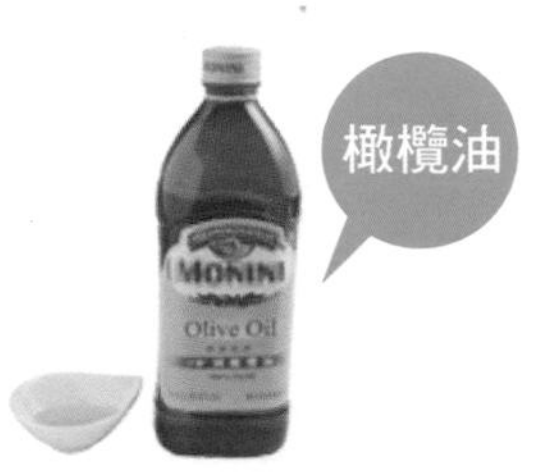

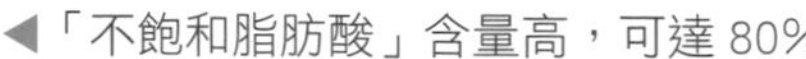

◀「不飽和脂肪酸」含量高，可達 80%
◀ 可抗氧化、去自由基、防動脈硬化
◀ 含有可增進皮膚光澤的維生素 E
◀ 可助腸胃蠕動、促進排便、改善便祕

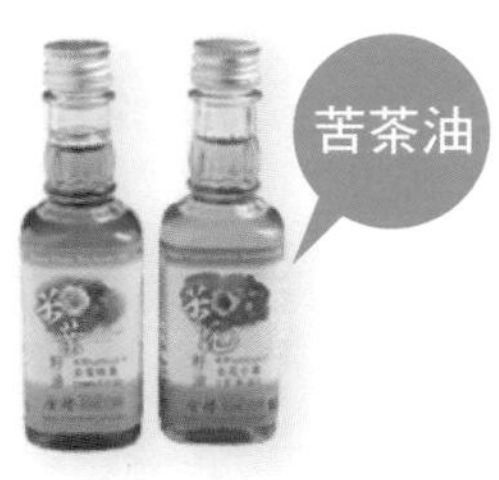

◀ 膽固醇含量極低（幾乎為零）
◀ 可耐高溫至 220℃，適用各式烹調法
◀ 具抗菌效果，有助消除幽門桿菌
◀ 富含維生素 A 及 E、蛋白質、山茶柑素，
◀ 有助皮膚和消化道黏膜的修復

正確烹調法，好油不會變壞油！

建議食用油	適用烹調	說明
動物油（豬油、牛油）、奶油、棕櫚油、椰子油等，**富含「飽和脂肪酸」油品**	油煎、油炸 烘焙	■ 熔點高，適合高溫烹飪方式 ■ 易導致心血管疾病，不宜多食 ■ 植物性油脂較佳（低膽固醇）
純橄欖油、苦茶油、油菜籽油、芥花油、花生油等，**富含「單元不飽和脂肪酸」油品**	炒、燉、涼拌、煎	■ 適合低、中溫使用烹調 ■ 盡量低溫煎炒，少高溫煎炸 ■ 普遍而言，這類油屬於「好油」
紫蘇油、亞麻仁油、紅花油、玉米油、大豆油等，**富含「多元不飽和脂肪酸」油品**	燉煮、涼拌	■ 適合低、中溫烹調 ■ 發煙點低，高溫料理容易變質

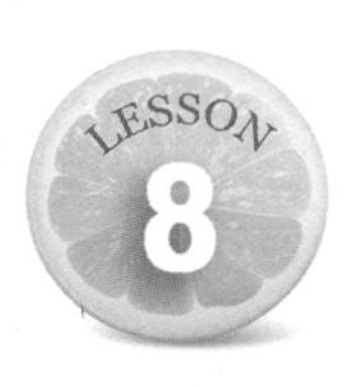

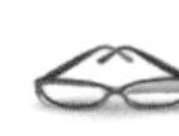

再不遠離『反式脂肪』，就會離健康愈來愈遠

別以為標榜「使用植物油」就健康！小心落入反式脂肪陷阱裡。**「反式脂肪」其實是加工後的植物油，雖然屬於不飽和脂肪，卻遠比動物性的飽和脂肪還要「毒」！**每天只需攝取極少量的反式脂肪（約5克），就會使體內壞膽固醇的含量飆高，提升25%心血管疾病發生機率。

反式脂肪普遍存在「高溫油炸、酥脆可口、可長期保存」的食物中，如爆米花、洋芋片、冰淇淋、泡麵……。**對人體而言，反式脂肪是一種無法資源回收，也不能廢物利用的垃圾，難以倚靠體內正常代謝來清理。**若經常攝取反式脂肪，就是放任體內垃圾累積，愈累積愈多，總有「爆滿」的一天，屆時，健康當然就不存在。

◀反式脂肪具有廉價、保值期長、增添食物口感的特性，在調味料品中也被廣泛使用

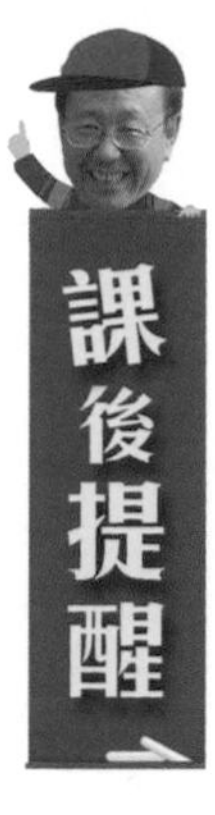

課後提醒

認識「油」之後，是不是開始明白「吃油並不可怕」，可怕的是「吃錯油」呢？選擇對的油、好的油，並依油的性質，使用正確的烹調方式，是非常重要、必修的一堂課。

「油」得好好挑選，選對了、用對了，才能發揮營養價值，也能避免油品變質、過量造成的反效果。例如，以吃「鹽酥雞」來攝取油脂，不但無法獲得油脂的好，還可能在高溫、長時間（回鍋油）的油炸中變質，產生有害健康的物質（如反式脂肪）。這些物質除了影響消化、造成器官負擔，堆積下來，甚至有致癌危機。

一定要記住，「吃錯油」跟「不吃油」，皆會讓身體健康扣分！

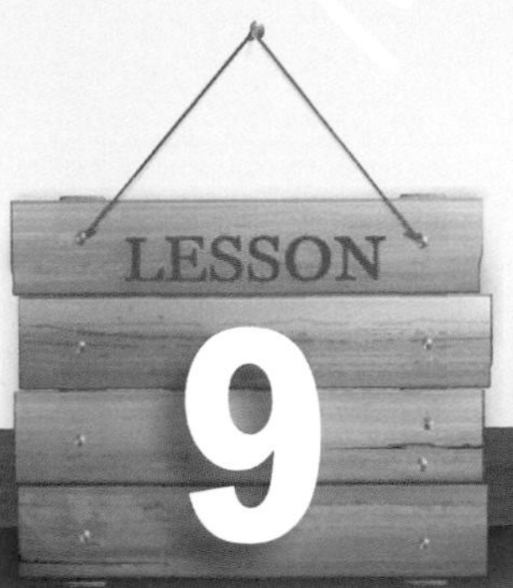

主食健康吃：用「全穀」取代「精緻白米」

開啟「全穀」飲食，延年益壽不再是空談

「寶貝，多吃一點『飯』才會長高高喔！」

為了讓孩子扒飯扒地又快又多，您也曾這樣鼓勵，或者說「恐嚇」孩子嗎？國人常見的飲食習慣中，三餐主食總是離不開白飯、油（白）麵、麵包、饅頭等。但是，這樣吃，對了嗎？

「精緻穀物」缺乏營養價值，容易促使血糖快速升高，甚至造成肥胖問題、衍生疾病。「精緻化」的飲食習慣，更是造成大腸癌的元凶之一。

家長應為孩子挑選「全穀物」做為主食，避免經常食用「精緻穀物」。吃「全穀物」食物可以延緩食物置於胃腸道的時間，增加飽足感，自然能減少餐與餐之間吃零食的情況，相對地可降低脂肪囤積。選對穀物，才能真正有助於身體機能的維持。

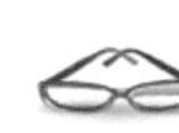

穀物要吃『全部』，不要吃『部分』

常見主食不外乎是白米飯、白麵條、白土司等「精緻穀物」。所謂「精緻穀物」，是指為了使口感更滑順，增加民眾接受度，而在加工過程中，去除穀物外殼、胚芽和麩皮等。看似理所當然的「去蕪存菁」步驟，事實上，卻連帶去除足以維持身體機能、增進健康的珍貴營養素。

近年來，粗食飲食日漸風行，選擇「全穀物」儼然成為健康飲食新指標。相對於精緻穀物，「全穀物」的前置處理步驟更為簡單。若以穀物之首——「稻米」為例，只去除粗糠的糙米，就是「全穀物」，糙米上被保留下來的部分，就是讓糙米營養價值大勝精緻白米的主因。

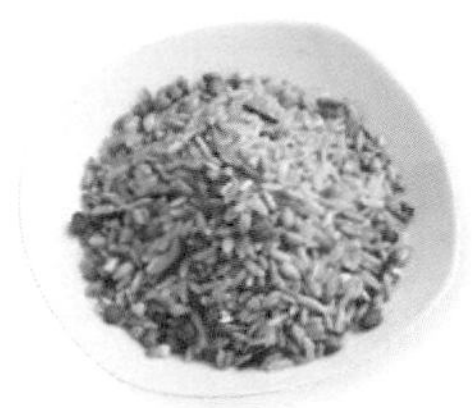

▲ 全穀物因為前置處理較為簡易，保留更多的營養價值

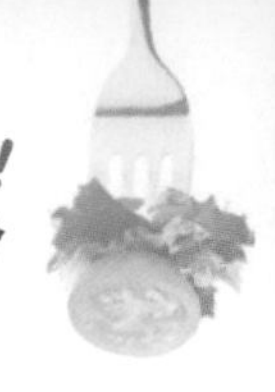

不容小覷的『全穀物』營養素

1 膳食纖維：穀物的外殼和麩皮皆含有豐富的「膳食纖維」。膳食纖維的最主要功能，就是預防便祕的發生，對蔬果類食物攝取不足的人而言，多吃全穀物也是添加「纖維質」的途徑之一。

2 維生素：維生素多存在於穀物的麩皮、胚芽、胚乳，尤其胚芽的維生素B群含量非常高。維生素B群不足時，會導致葡萄糖代謝不佳，這時，就容易有頭腦昏沉、思緒不清晰的狀況。

3 礦物質：全穀物富含鉀、磷、鈣，鎂。「鎂」尤其重要，可改善消化功能、紓解壓力、強健骨骼。飲用水是攝取鎂的途徑之一，另也能從全穀、堅果、海藻、綠色蔬菜等食物中取得。

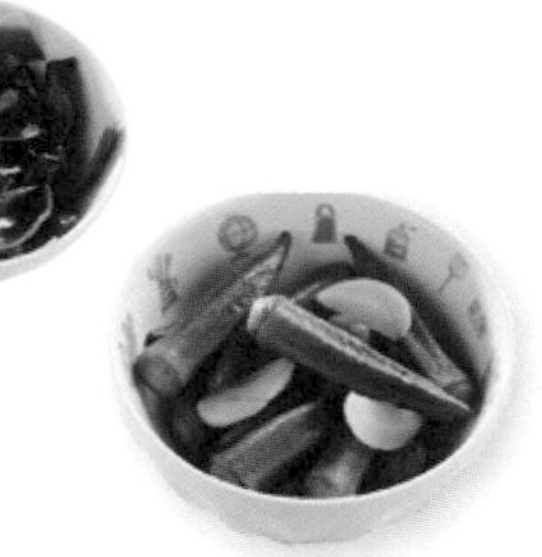

▲根據報導指出，經常攝取「鎂」的人，日後失智的機率比較低。海帶、秋葵都是富含鎂的好食物

4 **植化素：**存於植物體的根、莖、葉、果和種子中，是預防疾病的物質，如大豆的植化素，含有毒性防禦及防止癌細胞的增生。也被稱為六大營養素以外的「第七大營養素」。

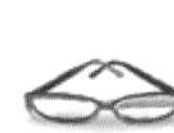

改良『精緻』味蕾，邁向健康飲食之路

雖然知道「全穀物」的好處，過去養成的「精緻口感」，可不是說改就改。既然如此，就用下列方法，一步一步慢慢來：

1 循序漸進法——不著痕跡地修正口感

以50%白米與50%全穀物（或糙米、豆類）的比例製作主食，循序漸進改良飲食口感。之後再一次次減少白米的量，試著添加更多的全穀物食材，或加入地瓜、南瓜、山藥等根莖類食物。

◀吃慣白米飯後，突然要以全穀物為主食，不習慣是一定有的。建議可以在白米中摻入全穀物一起煮，循序漸進修正精緻口感

2 混搭法——MIX各類食材，為健康把關

若難以馬上達成「以全穀類食材取代常吃的精緻主食」的話，至少要讓全穀類占主食分量的三分之二以上，如此就能達到健康飲食的目標。

街頭穿著流行的「混搭風」，如果能運用到餐桌上，也是兼顧美味與健康的好方法。

透過各種不同的搭配方式，能夠有效提高全穀物的接受度。例如，早餐吃「麥片鮮奶」或「薏仁米漿」，比起鮮奶配吐司、米漿加饅頭好上許多。午餐晚餐則可以嘗試看看，改吃地瓜飯、南瓜麵、芋頭米粉等混搭料理。除了飲食變得多元外，還可以為健康加分。

T!PS 營養加分

全穀物這樣煮，口感更容易被接受

- 糙米的口感偏硬，若一時間難接受，可先吃胚芽米、燕麥、薏仁、紫米等口感較接近白米的全穀物
- 蒸煮全穀物時，除水量需為煮白米時的1.2～1.5倍外，蒸煮前的浸水時間也要延長（約2～5小時）。煮熟後，再燜個5～10分鐘更好

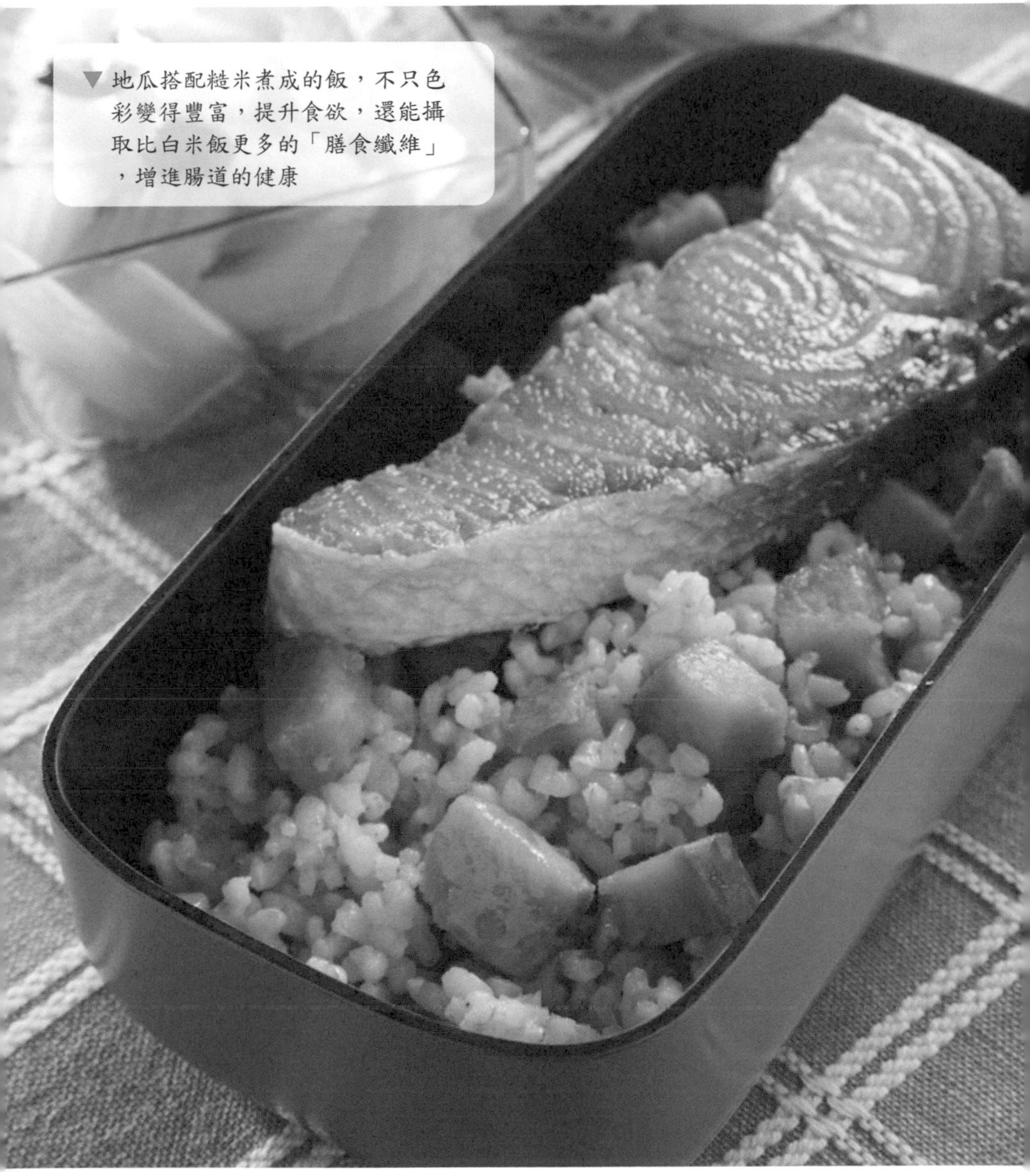

▼地瓜搭配糙米煮成的飯，不只色彩變得豐富，提升食欲，還能攝取比白米飯更多的「膳食纖維」，增進腸道的健康

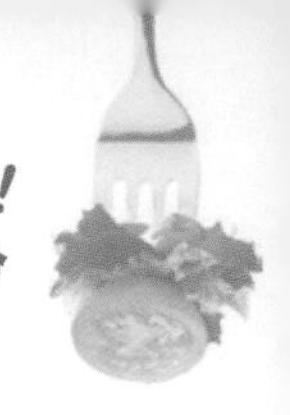

3 取而代之法——不一樣的主食，增添新味道

「地瓜」是很好的主食替代品。一個中型地瓜（200克約130大卡），能有一碗白飯（200克約280大卡）的飽足感，熱量卻只有白飯的一半。地瓜除富含蛋白質、脂肪、澱粉、維生素A與B、礦物質，還有膳食纖維，在腸道中可吸收大量水分，增加排便量，預防便祕。

抗癌好物**「南瓜」**也是優質的選擇。南瓜所含的β-胡蘿蔔素、維他命C和E等，皆具抗氧化力，除與地瓜相似富含纖維質，能促進腸道蠕動，還含有對紅血球有益的微量元素鋅、鐵。建議可與飯一起烹煮，或製成南瓜煎餅，也能入菜做成南瓜燉牛肉、鮮蝦南瓜濃湯。

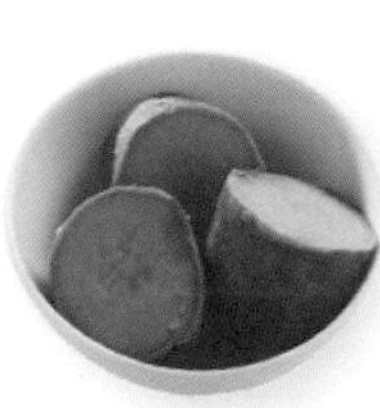

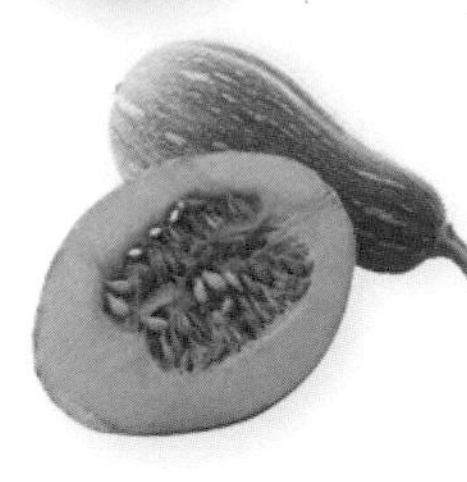

▲「南瓜」與「地瓜」營養豐富，很適合被當作主食

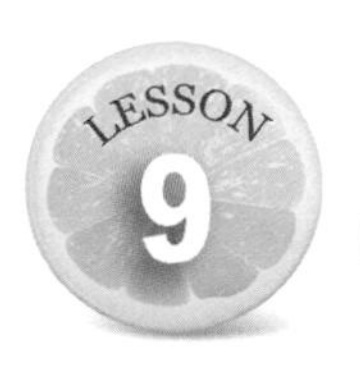

實踐『全穀』飲食，可以延年益壽

全穀物吃的多，除了有助於延年益壽外，亦可以降低死於心臟病的風險，在〈美國流行病學研究報告〉即指出，平均統計4個死亡個案中，就有1個案與「心血管疾病」相關。攝取適量的全穀物和蔬果，補充足夠的纖維質，可有效減少罹患第二型糖尿病和心臟病的機率。

「全穀飲食」還能預防人人聞之色變的——阿茲海默症。阿茲海默症俗稱失智症，一旦家中有人得病，身旁的人也會跟著疲憊不堪。

世界衛生組織於2010年的報告中，呼籲「失智症已經成為全球流行的疾病」，並約以每四秒增加一名新患者的速度激增中。預估到西元2050年，全球的失智症人口將超過1億人。

全穀物中含有豐富的「鎂」，這是延緩老化必備良方之一，將有助於降低罹患阿茲海默症（失智症）的機會，或延遲發病的時間。

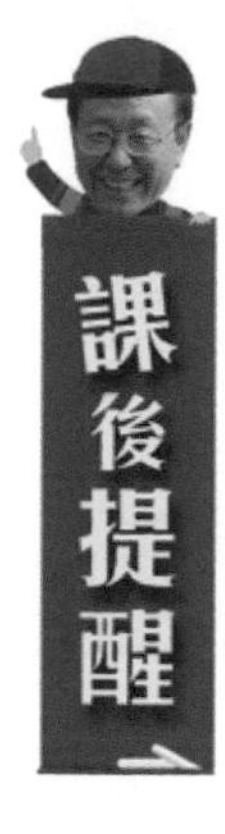

近年來，愈來愈多研究指出，精緻飲食與高血壓、高血脂、高血糖，甚至癌症等發生率息息相關，因此而提倡的健康飲食，讓「全穀物」的地位日漸被看重，可以說是健康飲食界的 Super Star！

「全穀」飲食，絕對是全世界一致重視的飲食新趨勢，所以，從處於幼童、青少年階段的孩子，到正值青壯年、中老年的家長們，全家人都要一起努力改變，朝全穀物飲食邁進。

每個人都可以是健康飲食的領航員，影響身邊的人。在挑選、採買、烹調時，多費點心思外，還得下定決心，修正過去的飲食壞習慣，建立健康飲食新觀念。攜手享受全穀飲食，延年益壽，就不是空談！

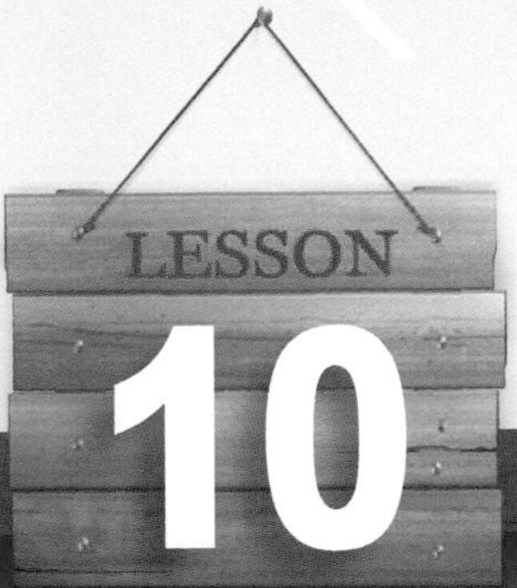

一天一顆「雞蛋」，活化腦細胞、強化記憶力

蛋白質、卵磷脂、礦物質、維生素，通通有！

聽說「蛋黃會讓『膽固醇飆高』，吃蛋白就好?!」

聽說「生吃雞蛋，人體能吸收比較多的營養?!」

聽說「雞蛋要挑大顆的買才好，因為愈大的蛋愈新鮮?!」

聽說「紅殼蛋（土雞蛋）比較貴，是因為營養價值高?!」

聽說「吃雞蛋，會有皮膚癢、喉嚨癢等『過敏』現象?!」……

太多太多的「聽說」，恐怕讓不少人對「雞蛋」心生矛盾吧。既擔心不吃，營養少一味，又害怕吃錯了，反而危害健康，增加身體負擔，可就得不償失了。「吃蛋」與「不吃蛋」往往成為每個人（尤其是高膽固醇纏身者）的糾結。到底「雞蛋」該怎麼吃，該怎麼挑選才好呢？這堂課就要讓你把疑惑各個擊破。

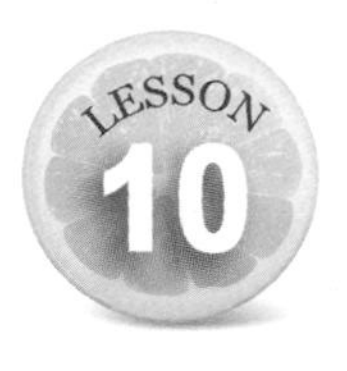

吃來的『膽固醇』，遠比體內自行合成少

「醫生說，我的膽固醇太高了，能少吃蛋，就少吃蛋。」這種說法說久了，可讓雞蛋成了膽固醇爆表的罪魁禍首。

其實，「不吃蛋，就能降膽固醇」的觀念，並不正確。現代人錯誤飲食習慣，才是導致膽固醇超標人口愈來愈多的元凶。「雞蛋（蛋黃）」不過是因為擁有較高膽固醇，便在這樣的情況下，順理成章被「汙名化」了。

人體膽固醇僅有三分之一來自吃下肚的食物，大部分都由身體自行合成。過多的飽和脂肪（**如豬油、奶油**）和反式脂肪（**如速食、甜點**），正是刺激身體合成膽固醇的主要原因。

▼ 含糖飲料與甜點中的反式脂肪，會促進體內的膽固醇合成

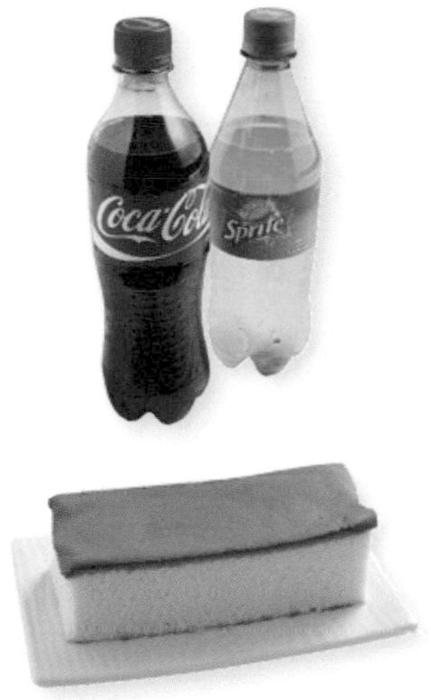

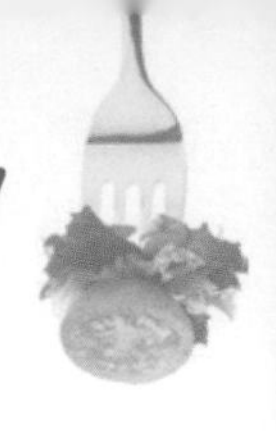

一顆正常大小的雞蛋，約含210毫克的膽固醇，低於每人每日的建議攝取量（最好控制在300毫克以下），對身體的影響相當有限。

因此，請放心吃蛋吧。**我尤其建議發育中的孩子——一天一顆（全）蛋，適量攝取，為身體健康加分！**

成長發育黃金期，營養補給的最佳來源

人類懷孕時期，媽媽吃下的營養，往往會貯存在胎盤，胎兒再透過連結在胎盤的臍帶，攝取發育必需養分。「雞蛋」就是雞的胚胎，蛋黃、蛋白則是供給雞胚發育、長大過程所需的物質，其營養價值極高。

「雞蛋」的體積雖然不大，但裡頭包含眾多的營養物質，就像一個神奇的營養庫，具備許多發育不可或缺的養分。而這些養分，對於成長黃金期的孩子，可說是最佳的營養補給站：

1 蛋白質——調節機能，促進器官發育

最佳「優質蛋白質」食物，非「雞蛋」莫屬。雞蛋有完整胺基酸，90%以上都能被人體吸收，其「生物價」遠高於其他食物。充足的蛋白質更有助於肌肉、骨骼、牙齒、頭髮、皮膚、內臟器官等發育與修復。蛋白質也是參與體內酵素、荷爾蒙、免疫系統的調節物質。

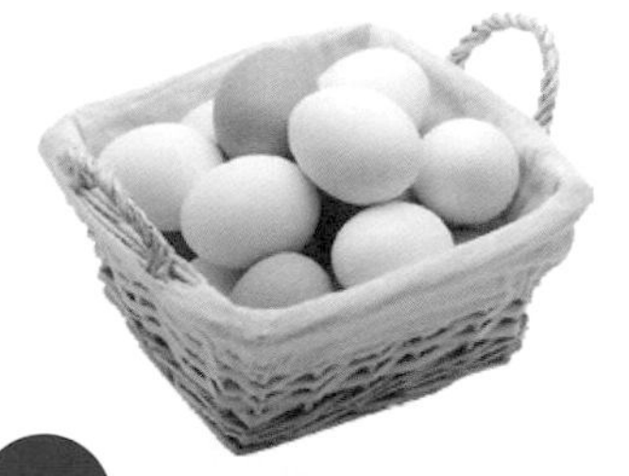

TIPS 營養加分

評估食物蛋白質的品質 — 生物價

定義：「生物價」指的是「蛋白質的營養價值」，就是食物吃下肚之後，蛋白質可以被人體吸收的程度（以%為單位）。蛋白質愈容易被人體吸收，生物價也就愈高。

常見蛋白質食物的生物價：

	全蛋	牛奶	魚	牛肉	黃豆	糙米	白米	全麥麵粉	精製麵粉
生物價（%）	94	82	81	73	66	70	63	59	51

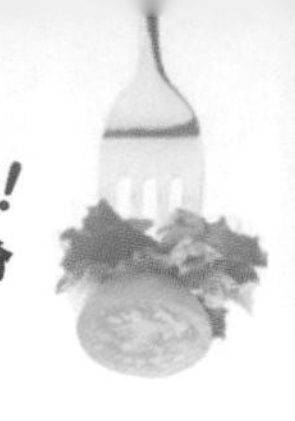

2 維生素、礦物質——機能運作與調節的幕後推手

比起「蛋白」以水溶性維生素為主，「蛋黃」裡有更多的維生素與礦物質，又以與紅血球增生大有關係的鐵質和維生素B12最多。維生素B12還能增進食欲、強健體力、集中注意力、加強記憶力。

3 卵磷脂——活化腦細胞，增強記憶力

蛋黃的卵磷脂含量高，吃下肚後被吸收利用比率也高。「卵磷脂」是構成人體細胞膜的主要物質，還是代謝血中膽固醇的清道夫。卵磷脂被消化後，不只健腦益智，還能活化皮膚細胞、強化呼吸系統，並能促進脂溶性維生素（A、D、E、K）的吸收。

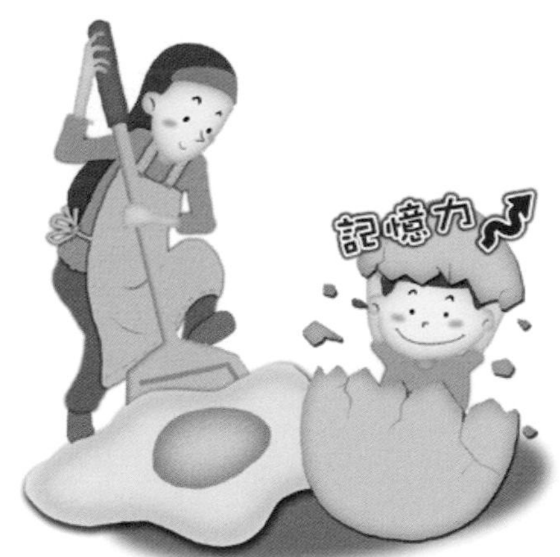

◀蛋黃中的卵磷脂，可以有效代謝血液中的膽固醇，消化吸收之後，還能有效活化腦細胞、增強記憶力

聰明吃蛋法，『好蛋』不會變『壞蛋』

1 確實檢測過敏原，別讓雞蛋揹黑鍋

兒童可能因遺傳、過敏原問題，吃蛋後皮膚起紅疹、拉肚子，若持續有類似狀況，不妨到醫院檢測「食物過敏原」，透過專業檢測，判斷「誰才是引起過敏的凶手」，以避免因害怕吃蛋，錯失雞蛋營養。

2 蛋殼顏色深≠營養價值高。所以，挑新鮮最好

蛋殼或蛋黃的顏色深淺，與雞的品種、飼料成分相關，如供給葉黃素多，蛋黃顏色會加深。但不是顏色愈深就愈營養，新鮮度才是影響雞蛋品質的關鍵。把握挑蛋祕訣，就能買回好雞蛋：

- 不刻意挑選特大的雞蛋（雞蛋大通常顯示母雞健康不佳）
- 如果雞蛋外觀大小差異不大，重量偏重的雞蛋較為新鮮
- 選擇蛋殼較厚，且無破損、裂痕的雞蛋（蛋殼破損易使病菌入侵）
- 透過光線觀察雞蛋的氣室（鈍端），氣室愈小的雞蛋愈新鮮

3 料理前再清洗，避免病菌入侵雞蛋

蛋殼有一層用來防止病菌入侵的角質層，當這層保護膜被洗掉、雞蛋又沒有馬上使用，病菌就可能透過蛋殼上的毛細孔滲入。所以，建議雞蛋買回家後，稍以乾紙巾擦拭，就直接放入冷藏保存，待下鍋前再洗淨即可。

4 「水煮蛋」的營養吸收，大勝「生雞蛋」

以維生素的保存與蛋白質的消化吸收率來評分，「帶殼水煮蛋」幾乎超過99％，比起「生雞蛋」僅有30～50％，可說大大勝出。因為經高溫分解的蛋白質，較容易被人體吸收。

不過，食用帶殼烹飪的水煮蛋，容易有脹氣現象，這時不妨退而求其次，改吃「水煮荷包

T!PS 營養加分

雞蛋煮不熟，危險！煮太熟，扣分！

雞蛋在高溫下烹煮太久，營養會漸漸流失。一是蛋白質老化，影響食欲、降低吸收率。二是蛋黃外形成的灰綠物質（硫化亞鐵層），對兒童或腸胃差的人，會造成消化不良。

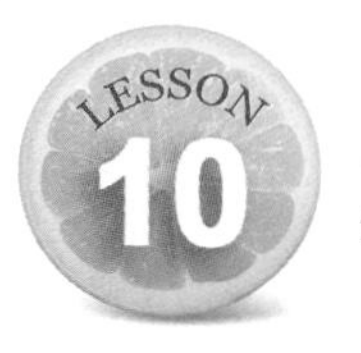

蛋」、「蒸蛋」、「蛋花湯」等，這三種烹調方式，蛋白質消化率與維生素保存，也算不錯。

5 拒吃「不熟蛋」，預防細菌的傷害

吃涮涮鍋必沾沙茶加生蛋黃、手搖飲料店的蛋蜜汁、漫畫中的生蛋拌飯、傳說中的生吞雞蛋養生法……，這些吃蛋法，都不太恰當。

生吃雞蛋不只蛋白質難以被吸收，裡頭的「抗生物素」還會阻礙維生素的攝取，若又加上產出、運送、烹煮的過程，衛生不佳、受到汙染，因而滋生細菌等，很容易引起食物中毒。所以，吃熟蛋最安全。

TIPS 營養加分

早餐想吃水煮蛋，電鍋3分鐘就搞定！

步驟1 將廚房用厚紙巾浸溼，鋪在電鍋底

步驟2 將雞蛋洗淨後，放進電鍋（外鍋不加水）

步驟3 蓋上鍋蓋、按下開關（利用這個時間，趕緊去刷牙、洗臉）

步驟4 等開關跳起來，水煮蛋也就可以吃囉

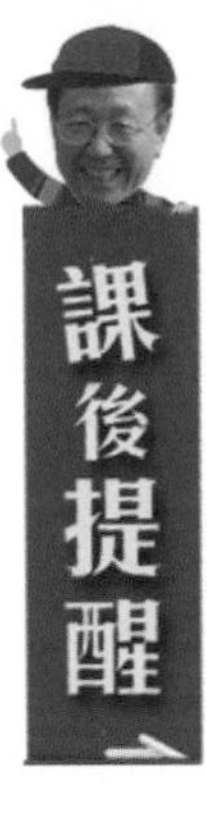

飯糰夾蛋、苦瓜炒鹹蛋、阿婆鐵蛋、法式吐司、蛋花湯、茶碗蒸、蚵仔煎、義式烘蛋……，不論傳統或現代、西式或中式、高級料理或平價小吃，雞蛋似乎都能「摻一腳」。一天三餐，想要吃蛋根本不怕沒機會。

雞蛋不只方便料理，也廣為民眾接受，更重要的是，其營養價值不容低估，對兒童與青少年的成長與發育，大有助益。

可是，一不小心，往往會因為攝取、烹煮（處理）方式不當，破壞原有營養價值，出現危害健康的陷阱。像煎蛋、炒蛋，油放太多，反而增加油脂攝取，或鐵蛋、鹹蛋、皮蛋等，常為了要夠味，加工過程過度調味，導致鈉含量暴增，增加身體負擔。

所以，為了不損害蛋的一世英明，這堂課可是非讀熟不可喔！

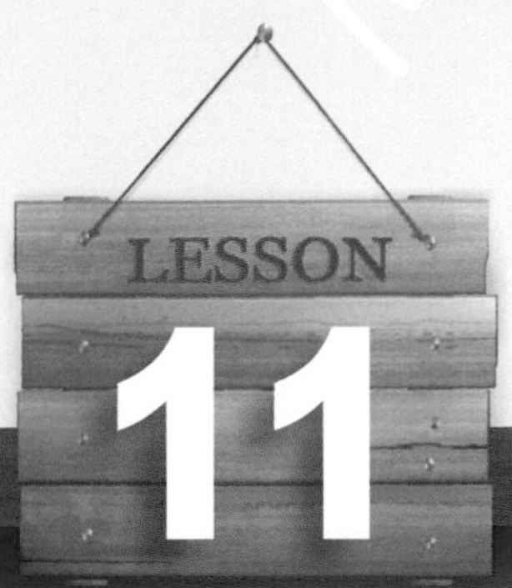

魚中蛋白質易吸收，ω-3保健心臟和血管！

豐富DHA與EPA增強腦、視力，還有免疫力

10個孩子中，大概有9個孩子「聞『魚』色變」，這並非多厲害的科學研究報告，而是我身為一個父親的親身感受。隨意找個孩子來問，不愛吃魚的孩子，理由通常不外乎二個，一是「討厭噁心的魚腥味」，二是「挑魚刺累人又麻煩（萬一把魚刺吞下去，後果還不堪設想）」。於是乎，有大部分的人，一直持續到長大成人，還被這二個看似也非毫無道理的因素操控著，依然不愛吃魚……。

如此一來，可就辜負了老天爺造「魚」的美意了。「魚」的好處多、營養價值又高，最重要的是魚肉比起其他肉品，更容易被身體吸收與利用，所以，才說「魚的好，身體通通懂」。自古以來，魚的好就口耳相傳，不需要醫師、營養師的背書認證，連我也是從小聽著父母耳提面命「多吃魚，才會變聰明」長大的。

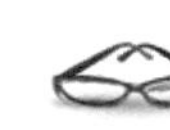

非吃不可的『低熱量、高蛋白』食物

有調查發現，日本抽菸人口不少，但心臟疾病罹患率卻遠低於抽菸人口比例相當的國家。研究人員斷言，這可能與日式料理常以「魚」為食材，因而每個人幾乎每天都有吃到「魚」有關。「魚」中優質的營養成分，應是日本人維持心臟健康、長坐世界第一長壽國寶位的關鍵。

魚肉富含的「優質蛋白質」，可以防止食用蛋白質時，把膽固醇、脂肪一起吞下肚。由於魚肉脂肪少，與相同重量、烹飪方式的紅肉（如，牛、羊肉等）相比，魚肉的熱量最低只有紅肉的四分之一左右，但魚肉的蛋白質含量卻高達15～24％，遠高於豬瘦肉蛋白質的含量（約10～17％）。

◀「魚」所含的營養既優質又豐富。比起食用牛、羊等紅肉，魚肉的脂肪含量較低，蛋白質含量卻毫不遜色

魚肉是「生物價」極高的食物（僅次於「全蛋」與「牛奶」）。「生物價」指的是「蛋白質的營養價值」，也就是食物吃下肚之後，蛋白質可以被人體吸收的程度。愈容易被人體吸收，代表該食物蛋白質的營養價值愈高，生物價也就愈高。

比起其他肉類蛋白質，魚肉中的蛋白質更能充分被人體吸收並利用，是很理想的動物性蛋白質來源。優質蛋白質能供應身體能量、維持機能正常運作，更是成長發育階段，不可或缺的重要養分。

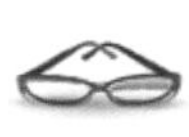

魚肉中的超級好物：ω-3、DHA與EPA

紅肉脂肪含量高，且多為飽和脂肪酸與ω-6劣質不飽和脂肪酸。飽和脂肪酸會對心臟與血管會造成危害，過量的ω-6也會導致發炎。所以，紅肉吃多了，易使血管阻塞，發生心血管疾病。

魚肉的脂肪（魚油）含量雖然不多，但是，其中的ω-3不飽和脂肪酸，含有2種重要的物質：DHA與EPA。又以鯖魚、沙丁魚、秋刀魚、鮭魚、鮪魚、鰹魚、竹筴魚等「青背魚（多指來自「冰凍水域」的魚類）」的ω-3不飽和脂肪酸含量最多。

1 ω-3：強心臟、淨化血管、打跑壞脂肪

ω-3人體無法製造、須透過飲食攝取，具有抗氧化、抑制低密度脂蛋白（壞膽固醇）及三酸甘油脂的合成、淨化（軟化）血管、促進血液循環、降血壓等功能，亦可破壞飽和脂肪酸，幫助血液正常流動，避免壞膽固醇過多而血液黏稠、血栓生成，助人遠離疾病。

簡單來說，ω-3就像一個交通警察，血管則是重要幹道。當道路（血管）違停嚴重，以致壅擠難行時，交通警察（ω-3）就會出來排除障礙，保持道路（血管）暢通無阻。

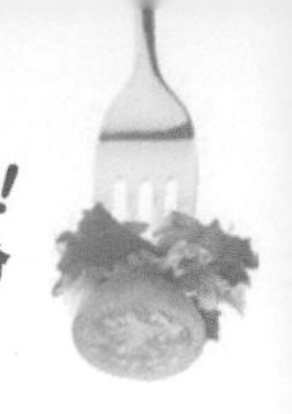

2 DHA與EPA：增強腦力、保健視力、提升免疫力

DHA及EPA能改善體內發炎情況、增強免疫系統、抵抗病毒攻擊，其完整氨基酸對骨骼成長亦有助益。DHA能協助視網膜與視神經的發展，保護眼睛，提升視力，還能增進大腦細胞發育，提升智力發展。

DHA及EPA大多存於海洋動、植物油中。「吃魚」是一種有效攝取DHA及EPA的方法。因為魚類食品容易被人體的消化道吸收，正好可以供給養分需求大、正值發育階段的兒童與青少年。

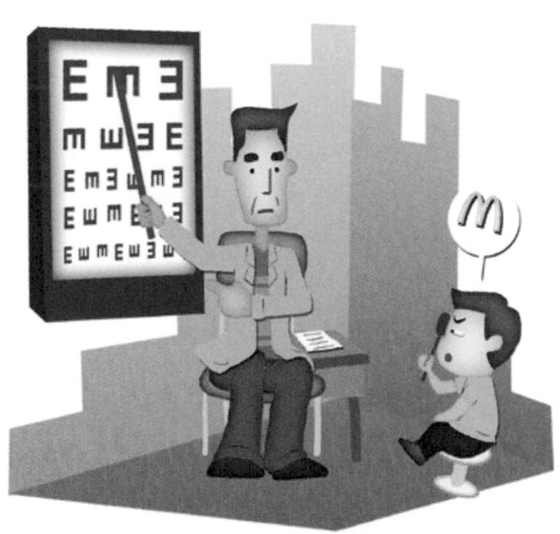

◀魚中富含的「DHA」是協助視網膜與視神經的發展的最佳物質，多多攝取亦能保護眼睛，提升視力

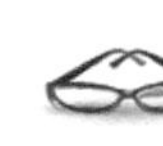

聰明『選魚』巧撇步

魚大致可以分為「野生魚」與「養殖魚」。野生魚又有「深海魚」與「近海魚」。其中，深海魚所含的 DHA 和 EPA 高於養殖魚，不過，養殖魚的供應量比較穩定，價格也相對便宜，適合一般家庭經常性購買。

1 深海魚類

鮭魚、鯖魚、秋刀魚、鮪魚、鰻魚等都是容易購買、含有豐富 ω-3 的深海魚類。但大型深海魚易有重金屬（汞）殘留問題，購買時，除了盡量挑選體型較小、當季盛產的魚種外，也要避免只吃單一魚種。

2 養殖魚類

臺灣的養殖漁業相當發達，臺灣鯛（吳郭魚）、虱目魚、鱸魚、石斑魚等，都是很常見，這些魚不僅肉質甜美且油脂豐富，吃起來口感較好，容易被人接受。但養殖魚易受水質與飼料影響，選購時，務必注意是否經藥物殘留（如抗生素、農藥）檢驗合格。

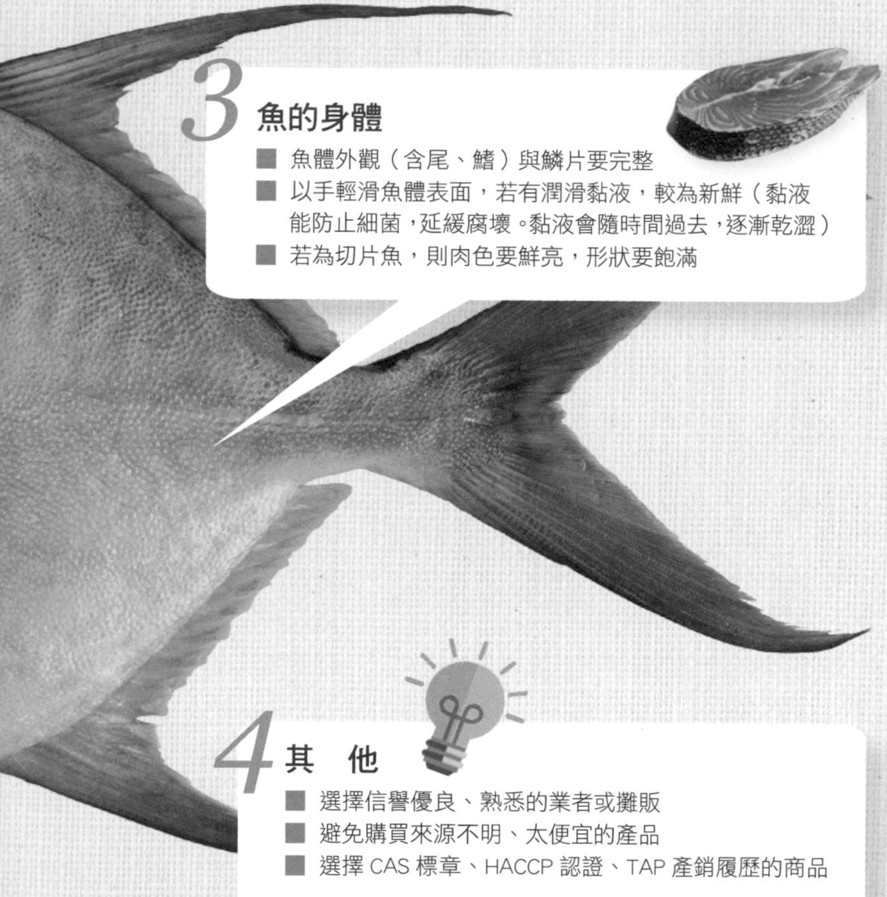

3 魚的身體

- 魚體外觀（含尾、鰭）與鱗片要完整
- 以手輕滑魚體表面，若有潤滑黏液，較為新鮮（黏液能防止細菌，延緩腐壞。黏液會隨時間過去，逐漸乾澀）
- 若為切片魚，則肉色要鮮亮，形狀要飽滿

4 其　他

- 選擇信譽優良、熟悉的業者或攤販
- 避免購買來源不明、太便宜的產品
- 選擇 CAS 標章、HACCP 認證、TAP 產銷履歷的商品

想買新鮮的魚，這樣挑就對了！

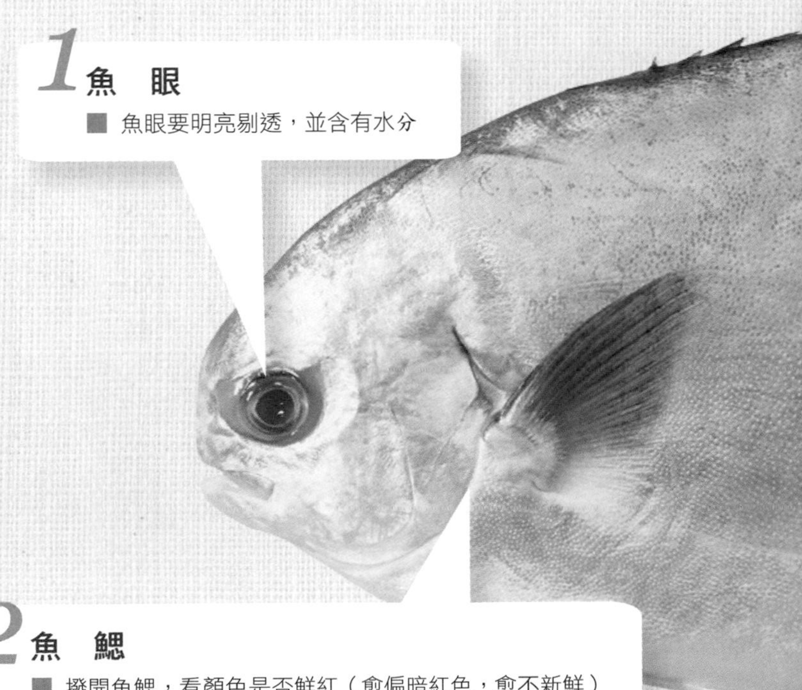

1 魚　眼

■ 魚眼要明亮剔透，並含有水分

2 魚　鰓

■ 撥開魚鰓，看顏色是否鮮紅（愈偏暗紅色，愈不新鮮）
■ 以手指觸摸魚鰓，確定黏液無異味（有藥水味，可能有添加防腐劑。有刺鼻腥臭味，表示已接近腐壞狀態）

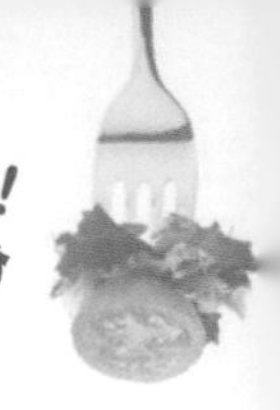

聰明『煮魚』巧撇步

魚類營養價值高，**「如何保持住魚的營養」**是一個重要的功課。為了不使營養價值打折扣，我建議盡量以「清蒸」取代「油炸（煎）」，因為，經油炸（煎）處理，不僅DHA、EPA會流失，還會吃進過量的油脂，損失營養之餘，也累積體內熱量，實在太可惜了！

在所有料理魚的方式中，唯有「胺基酸營養素」是不論任何烹調形式，都能夠被保存下來的。但是，其他養分的保存，可不像胺基酸營養素這麼「隨興」，一旦料理方式不當，就吃不到魚的營養了。

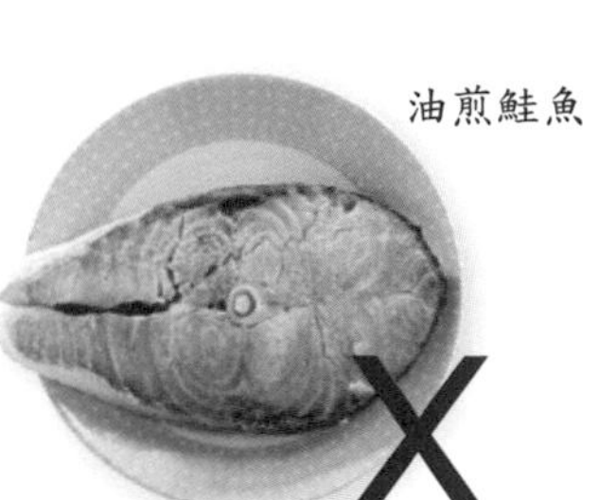

清蒸鱸魚

▲魚中的營養價值，容易因為烹調方式不當而打折扣。料理魚類食物，我建議以「清蒸」取代「油炸（煎）」，能有效保存DHA和EPA，也不易攝取額外油脂

舉例而言，以「**燒烤**」方式料理，魚的鈣、鉀、鎂等礦物質容易保存，維生素A、B2、B6、E也比較不易流失。以「**清蒸**」方式料理，雖然可以維持大部分魚中的維生素與礦物質，但是維生素B1及A，會流失比較多。以「**水煮**」方式料理，魚中的維生素、礦物質通常會大量損失。最不建議的，就是用微波、紅燒、油炸等方式料理魚類，因為這些方法會使維生素、礦物質等重要營養顯著流失。

由此可知，煮魚（或點魚料理）時不要千篇一律，食用不同料理方式的魚類食物，才能彼此互補，吃到更充足的營養。

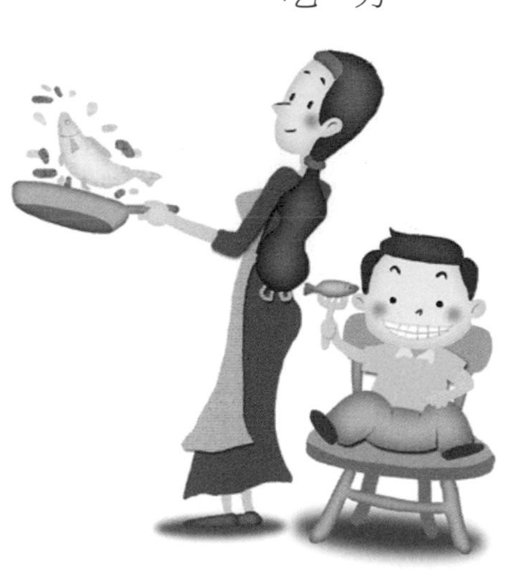

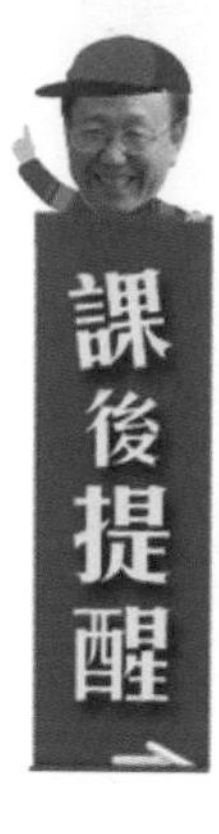

課後提醒

我能體會「魚腥味」與「魚刺」的可怕的，這種恐懼也不是三天兩天，或逼迫、要脅就能克服的。我也聽說過，有人因為小時候被魚刺哽到喉嚨的經驗，連帶地排斥吃任何魚類食物（不管有沒有刺）！萬一，師長又求好心切，強迫孩子嘗試，反而會加劇孩子對魚的排斥。

這時，讀熟這堂課內容，由營養學的角度，重新認識魚的好——其實，魚並沒有這麼的可怕啊！同時，告訴身邊不愛吃魚的家人、朋友（或自己），打從心底接受「吃魚，是件好事」，想要開口吃魚難度，就會降低不少，如此一來，要獲得魚中超級營養的機率，就會跟著提高囉。

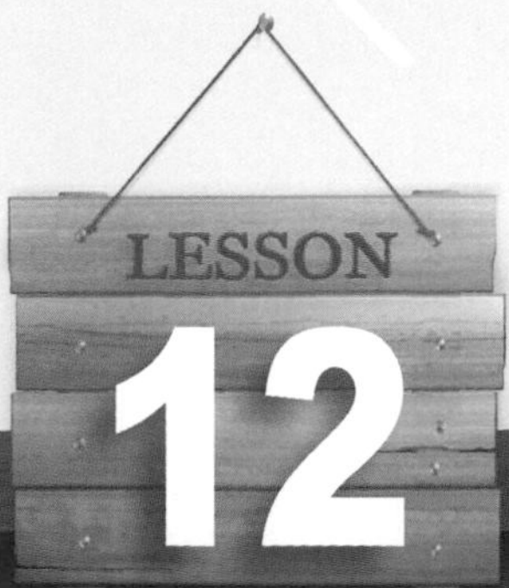

一定要學會的「健康吃（挑）肉」4步驟

挑部位、吃適量：杜絕高膽固醇、高脂肪！

剛升小四的小新，打從會吃東西就「無肉不歡」，小新爸媽認為他正處發育階段，多吃肉可補充蛋白質，何樂而不為。於是，還助小新一臂之力，餐餐都是大魚又大肉……！某次，小新媽一如往常滑臉書，滑著滑著滑到——「多吃白肉較健康、多吃紅肉易罹癌」的相關報導。這報導可是讓小新媽忐忑不安好幾天：兒子這麼愛吃肉，會得癌症嗎？

自此之後，小新媽甚至不准小新吃他最愛的「鮭魚」，因為她始終覺得不論是生是熟都紅透半邊天的鮭魚，就一定是紅肉……。

不論是大人或是小孩，首先要懂得如何區分白肉與紅肉？弄錯了，可真的就像小新媽一樣——「紅白不分」了。再來，更要知道紅肉與白肉的營養成分，即使檯面上對紅肉不利的消息很多，卻無法否認它的重要（例如：紅肉的鐵質很豐富）。雖然，眾人對白肉的評比，正面價值完勝負面價值，但卯起來猛吃，就真的健康一百分嗎？

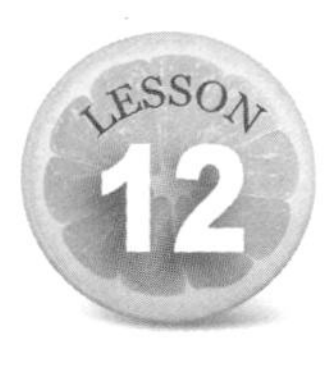

別紅肉白肉，傻傻分不清楚！

有蠻多人是處在一個「紅肉白肉，傻傻分不清楚」的狀態中：
「蝦子」是白肉?!可是，熟透的蝦子明明紅通通。
「雞肉」是白肉?!可是，雞肉還沒煮時，顏色挺紅。
「魚」全歸白肉?!可是，鮭魚不論生熟都是橘紅色。

那麼，想要分辨是紅肉，還是白肉，到底是要以「還沒煮」的顏色為標準，還是看「煮熟之後」的顏色才是對的呢？光以生熟呈現的顏色來區分，的確會讓人感到不知所以然。以人的血為例，會呈紅色是因為血中有90％血紅蛋白（含有血紅素的蛋白質），專門負責將氧氣傳送至各個細胞組織。而紅肉之所以為紅色，則是因為肉中的肌紅蛋白，肌紅蛋白愈多，肉的顏色就會愈深「紅」。

◀雖然「鮭魚」不論生的熟的都呈現橘紅色，但它可是貨真價實的「白肉」

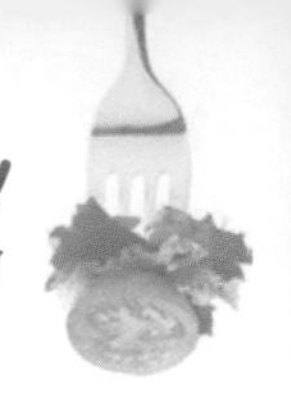

吃之前還要Google眼前的肉，是否含有肌紅蛋白，似乎太「搞剛」了。教大家一個簡單的分類法。通常**家畜類**（4隻腳）**如牛、羊等，歸在「紅肉」**；**家禽類**（2隻腳）**如雞、鴨、鵝等，則為「白肉」**；**至於，魚、蝦、蟹、牡蠣、蛤蜊等海鮮，也歸在「白肉」**。用這個準則區別，就能大概知道吃下肚的肉，到底是紅還是白了。

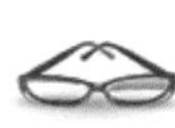

紅肉好?!白肉好?!適量吃，通通好

近期「流傳」的營養觀念，大都是「白肉比紅肉優」，紅肉幾乎是被塑造成：導致不健康的罪魁禍首，而「白肉」則是怎麼吃都不會出事。

其實，肉類不論紅白，都有脂肪，只是含量多寡。白肉的脂肪量比紅肉少，如屬於白肉的雞肉、鴨肉，脂肪含量低於紅肉中的牛、羊。

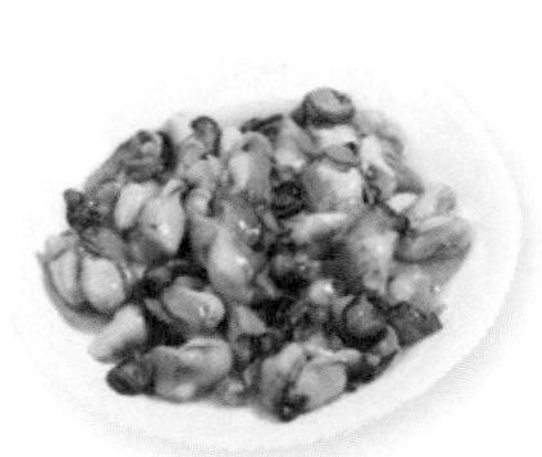

◀「牡蠣（蚵仔）」也屬於白肉的一種

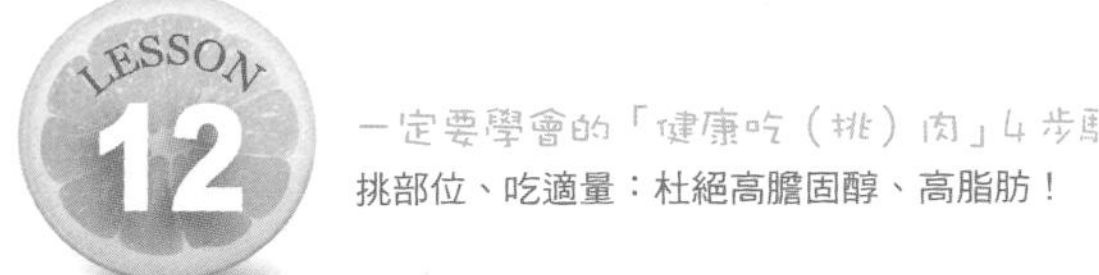

紅肉與白肉皆兼具有飽和脂肪酸與不飽和脂肪酸，只是紅肉的飽和脂肪酸含量較高，會促進體內合成壞膽固醇，減少能預防動脈病變的好膽固醇量。壞膽固醇若無法代謝，就會活化血小板，當血小板的凝結力增強，易附著於血管壁，提高動脈硬化、心臟血管疾病的機率。

不過，也別嚇到不敢吃紅肉，要記住：紅肉之所以會讓人生病、不健康，還得具備一個關鍵因素——吃太多。換句話說，「適量攝取」就OK！

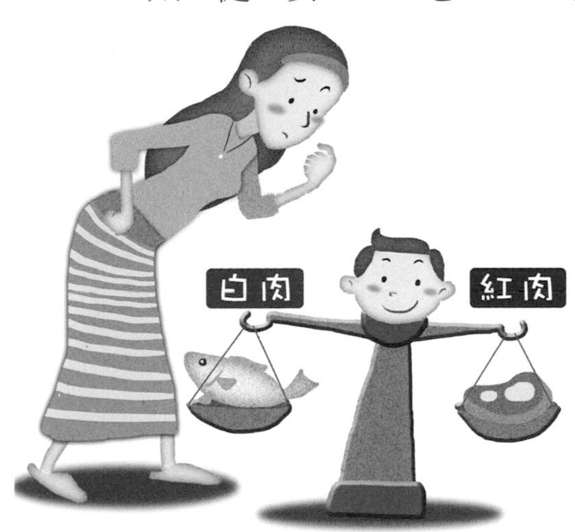

◀紅肉與白肉各有各的營養價值，所以均衡攝取最健康

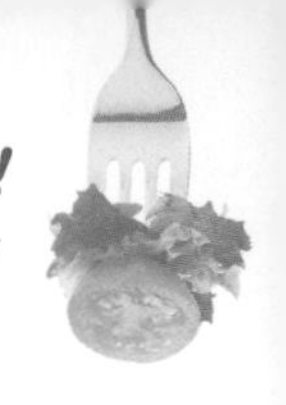

一定要學會的『健康吃（挑）肉』4步驟

隨著飲食文化愈來愈多元，各式各樣的肉類料理也跟著興盛，幾乎人人都開啟了「無肉不歡」的飲食模式。

到處可見的肉類餐點，像是涮涮鍋、牛肉麵、起司豬排堡、牛排、雞排……，市面上常見的，幾乎都是以容易危害健康的紅肉為主。炸的、烤的、滷的等不恰當的烹調方式，雖然可以增添食物風味與吸引力，卻也是釀成營養扣分的幫凶。

所以，健康吃（挑）肉法，非學不可：

步驟1 肉類攝取要適量，每餐1份（約2兩重，手握拳之份量）不過量。此外，要盡可能選擇脂肪量較少的魚肉、雞胸肉等白肉

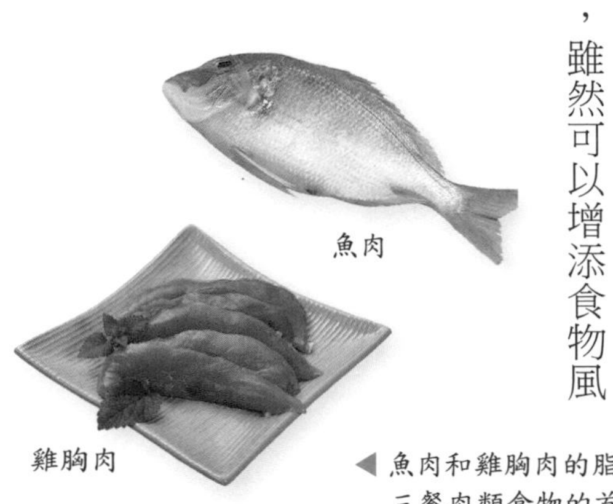

◀魚肉和雞胸肉的脂肪含量較低，是作為三餐肉類食物的首選食材

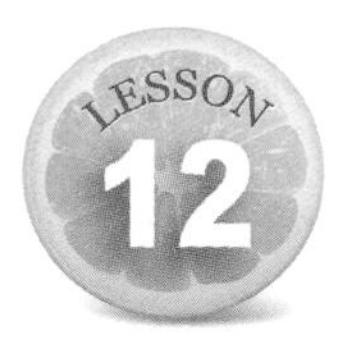

步驟2 紅肉也要吃，但一週最好少於3份。紅肉脂肪的飽和脂肪酸高，易促進身體合成膽固醇，導致膽固醇超標

步驟3 選擇瘦肉（瘦肉中也含有脂肪），少吃肥肉。避免吃看得見脂肪肉類（如肥肉、皮層）和動物內臟（如豬肝、雞胗、雞心）

步驟4 肉類脂肪含量高，少吃點；肉類脂肪含量低，多吃點（脂肪含量低到高：魚↓雞↓鴨↓牛↓羊↓豬）

T!PS 營養加分

肉類部位聰明挑，迎接蛋白質，杜絕高脂肪！

	盡量選擇	少量選擇
牛	腰內肉（菲力）、牛腱、里肌	沙朗、牛小排、牛五花、牛腩
豬	腱子肉、里肌肉	梅花肉
雞	雞胸肉	雞腿、雞翅

▶「雞肉」雖然為白肉，但也含有脂肪。像是大部分人覺得口感較佳的雞腿肉，脂肪就不少，所以要少量選擇

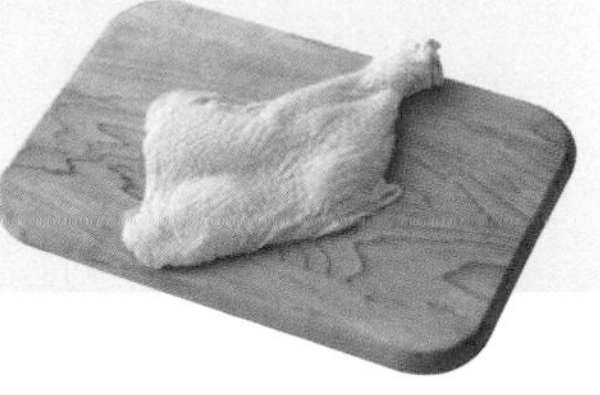

紅肉適量吃，補充『鐵質』最有效果

對於成長階段的兒童與青少年而言，紅肉與白肉的重要性，都不容忽視。以備受推崇的白肉——魚（深海魚類）為例，豐富的EPA和DHA，被視為補眼補腦的聖品。而紅肉除了蛋白質，還富含礦物質（**如鐵、鋅**）和維生素（**如維生素**A、B1、B2、D）等。紅白二者，勢均力敵。

我之所以會特別建議，一定要適量攝取「紅肉」，是因為在各類食物之中，紅肉算是**「鐵質」**的極優質來源。紅肉中的鐵質，不但被人體利用的比率高，也不太容易被其他營養物質影響，而減低吸收率。

鐵質對於人體，是非常重要的。**人體內的「鐵質」被賦予一項重要的任務，就是「運送氧氣」，氧氣有助於體內能量的產生。**

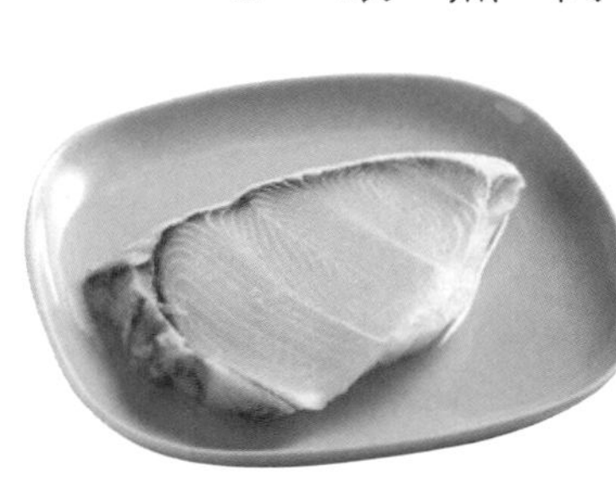

▲白肉中的「魚肉」被視為補眼補腦的聖品

人一旦缺乏鐵質，首先就會使氧氣的運輸出問題；一旦氧氣運輸出問題，人體的細胞、組織就會因為缺氧，出現狀況，如氣色不佳、新陳代謝失調、肌肉痠痛（鐵腿）等，這些都是一環緊扣一環的。

正處發育階段的孩子，對鐵質的需求更是迫切。豐富的鐵質能為大腦補足充分氧氣，提升大腦運作，對於智能發展、學習效率有所幫助。

青春期的少女更要注意鐵質的攝取。因為鐵質有助於體內血紅素的正常製造，能避免生理期間的經血流失，而出現暈眩、疲勞，或產生的情緒不穩、低落等現象，還能降低缺鐵性貧血的發生率。

▼「白肉」與「紅肉」中，都有取代不了的營養價值，所以偏重攝取某一種，皆會對健康造成損失

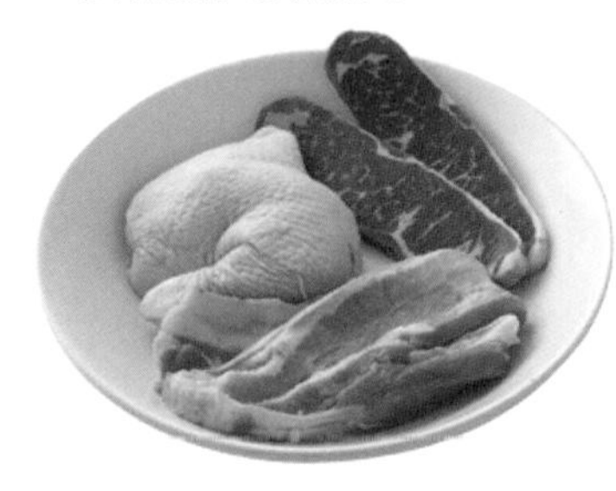

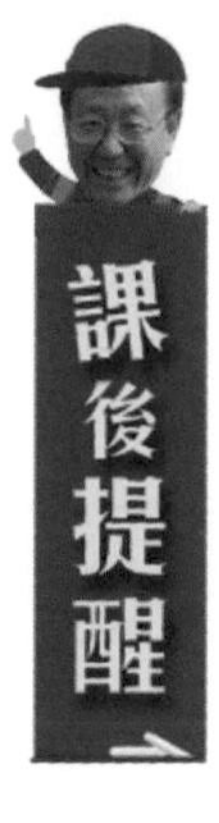

從營養學、醫學角度來看，白肉似乎比紅肉好。畢竟，紅肉脂肪、飽和脂肪酸含量偏高，肌肉纖維也粗硬，難消化。白肉則因脂肪少，不飽和脂肪酸含量高，肌肉纖維細緻，易消化，對身體造成的負擔也少。不過，各種食物都一樣——過量食用，好食物也會變成壞食物。

紅肉與白肉都有不可被取代的營養價值，對每個人（尤其是成長階段的兒童與青少年）都非常重要，如果因為「聽說吃紅肉，會……」等錯誤傳聞，而偏廢攝取，恐怕才是最大的損失。

其實，紅肉比較健康，還是白肉比較健康，在各界尚無定論。與其想破頭、鑽牛角尖去分辨「紅白紅白誰勝利」，不如把握正確的食（實）用準則——「適量攝取」才是王道。

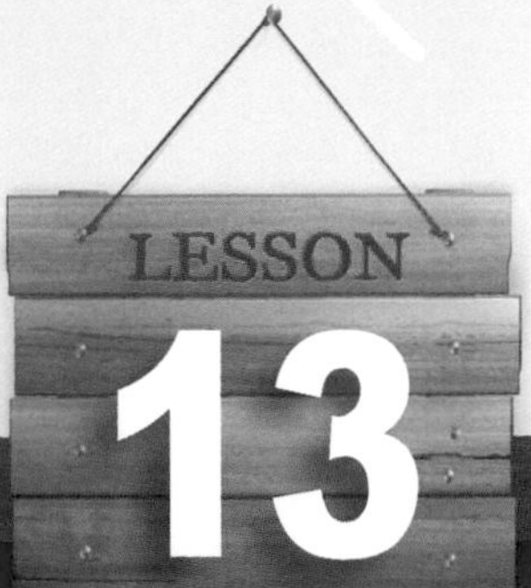

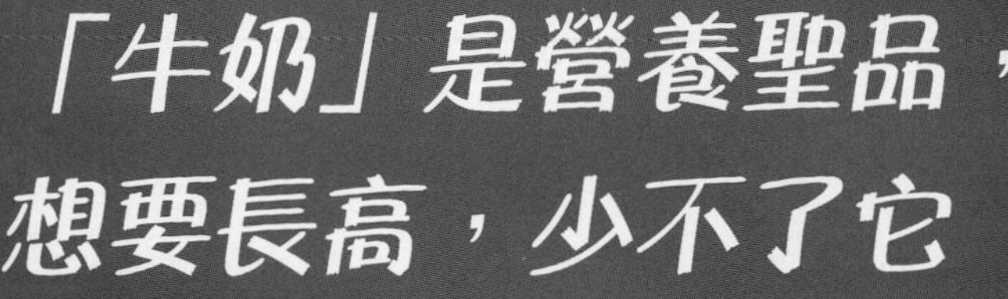

LESSON 13 「牛奶」是營養聖品，想要長高，少不了它

「蛋白質」含量高，也是「鈣」的優質來源

有位媽媽曾向我提起，一個讓她十分苦惱的問題：

我的兒子阿謹目前四年級，受我先生、他爸爸的影響，從小就喜歡喝牛奶。原本，我也覺得愛喝牛奶是件好事。不過，當我發現阿謹每次喝完牛奶，就喊著肚子痛（脹氣），或跑廁所（拉肚子）時，就不覺得這是件好事了……。加上最近我先生在例行健康檢查中，被檢測出「膽固醇指數超標」，這可讓我更苦惱了：讓他們繼續喝牛奶，好嗎？

人剛打從娘胎出生，沒有牙齒、不會咀嚼，食物來源不是母乳，就是配方乳，除了便於食用，其富含的營養更有助於發育。

當孩子愈長愈大，來到吃副食品、離乳食的年紀後，母乳與配方乳的食用次數（量）會跟著慢慢減少。不過，這可不是代表「會『吃』東西」的人，就不需要「喝牛奶」來加持健康喔。

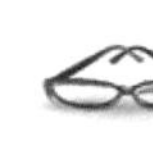

天然的營養聖品，CP值超高的食物

在行政院衛生福利部制訂的「每日飲食指南」中，「低脂乳品類」被單獨成項，列為六大類食物之一，並明文建議每人每天都要喝1.5～2杯（一杯以240 ml 計）的牛奶。

就像廣被推崇的母乳一樣，牛奶同為母牛哺育小牛階段，自乳腺分泌的液體，其營養價值豐富、均衡，被譽為「天然營養聖品」，不只蛋白質品質優良，**脂肪**、**乳糖**可供給人體熱量，更有大量的維生素（如維生素A、B群、C、D、E、K）與**礦物質**（如鈣、磷、鈉、錳、鋅），其中維生素B2與鈣質，是一般人經常缺乏的營養素。

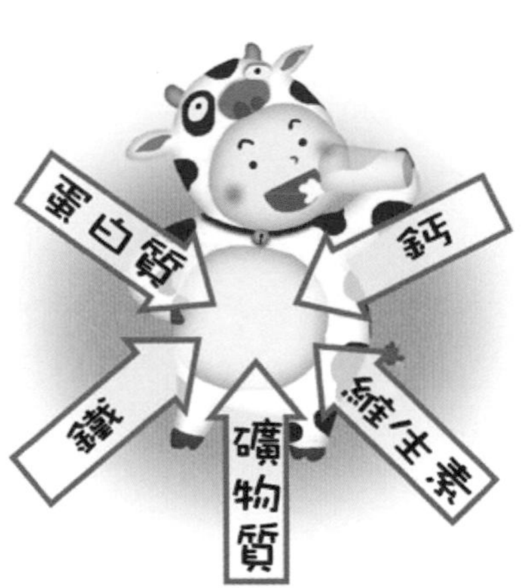

◀「牛奶」的營養價值高，被視為身體保健的天然聖品

「牛奶」的蛋白質含量高，平均約占容量的3～4％，且為「優質蛋白質」，被吸收利用的比例也高，在常見食物裡，牛奶的生物價高居第2位（僅次於全蛋）。

其中，牛奶所富含的人體必需胺基酸，幾乎可以被完整吸收，亦可以有效促進生長與發育、組織修補功能。

除了「優質蛋白質」，牛奶另一個眾人皆知的營養，就是「鈣」。足夠的鈣質有助強健牙齒，增加骨質密度。牙齒不好，咀嚼與消化有問題，連帶阻礙營養吸收；骨骼發展遲緩，最直接的影響，就是——長不高。「嬰兒期」與「青春期」是黃金成長期，忽略鈣質的攝取，之後再怎麼努力挽回，成果都相當有限，尤其是「身高」。

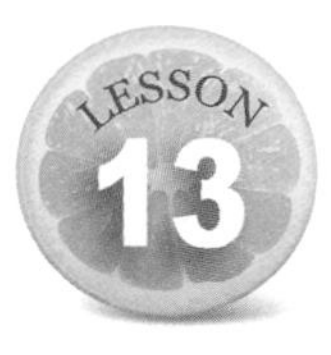

「牛奶」正是鈣質補充的最佳來源。一杯 240 ml 的牛奶，約可給予人體 250 mg 的鈣質，已達每日建議攝取量（1000 mg）的四分之一。此外，牛奶中的乳糖成分，及鈣、磷含量完美比例（約 1 比 1 最好），都是促進人體吸收、使用鈣質的幕後推手。

喝牛奶就拉，怎麼辦？『起司』也能補鈣

在飲用牛奶後，出現腹瀉、胃脹氣等現象，很可能是「乳糖不耐症」體質。乳糖是牛奶的主要成分，可促進鈣質吸收、供應人體熱量。乳糖不耐症者可改吃去除酪蛋白、鐵蛋白的乳清蛋白，或控制飲用牛奶的量（其量因人而異），以減少身體不適。若可飲用牛奶的量，低於每人每日建議量（1.5～2 杯），不妨補充「乳製品」來攝取。像以牛奶為原料，經乳酸菌發酵而成的優酪乳、優格。

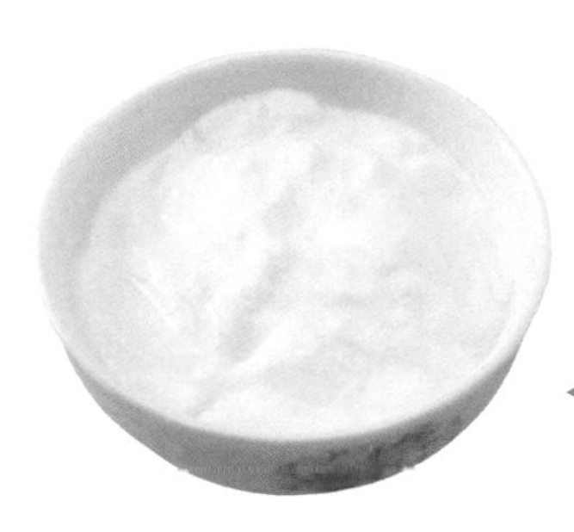

◀選擇「原味優格」才能避免吃進多餘的添加物與糖分

對有乳糖不耐症、不喜歡牛奶滋味的人而言，優酪乳、優格是補充營養的不錯選擇。除了具有牛奶的營養，也能協助腸道保有好菌、抑制壞菌，促進消化、增加對鈣質、礦物質的吸收率。

而我個人還推薦「起司」（Cheese），起司的最主要原料就是牛奶，其中自然有豐富的蛋白質、鈣質、維生素A，與少量的礦物質、乳糖、乳酸。**由於牛奶中的水分將近9成，所以，1份起司得用將近10份的牛奶才能製作出來，營養價值比牛奶高出許多**。

不過，市售起司的品質不一，購買時務必睜大眼睛，選擇原料為「牛奶」的產品。因為，與以「乾酪」製成的起司相比，「牛奶」製成的起司較健康，添加物也較少，能防止把大量的鈉、磷吃下肚。另外，由於起司體積小，容易因沒飽足感而一片接一片，加上起司普遍為人接受，喜愛程度更勝牛奶，若三不五時就吃一片（塊），小心營養過剩。

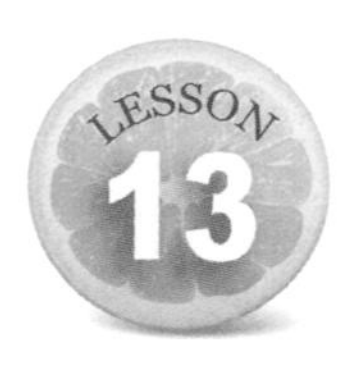

根除牛奶迷思，聰明喝牛奶才健康

1 牛奶增加膽固醇，少喝為妙!?牛奶有「抑制肝臟製造膽固醇」物質

人體約有三分之一的膽固醇來自每日攝取的食物，另外三分之二來自體內自行合成。每100公克的牛奶所含膽固醇約13毫克，與海鮮類（如蝦子約154毫克）或肉類（如排骨約105毫克）相比，可以算是超低等級。牛奶中的脂肪，還具有抑制肝臟製造膽固醇的物質。所以，只要適量飲用，牛奶幾乎不會造成身體的負擔。

2 添加奶精=補充牛奶!?奶精中的「反式脂肪」，讓健康殺很大

早餐來杯奶茶，吃茶凍、仙草加顆奶球，以為這樣就等於喝牛奶嗎?有這種想法，可就危險了啦!

不論奶精、奶精粉、奶球，都不算牛奶，多半是由氫化油脂（反式脂肪）製成，不只吃不到牛奶營養，還會增加肝臟負擔，是「殺很大」的健康殺手。

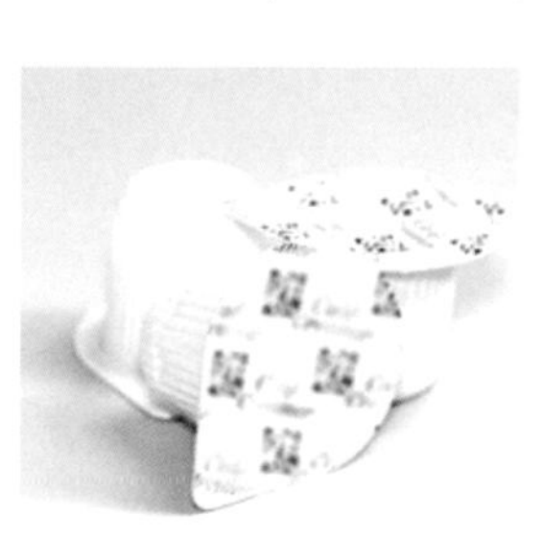

3 以為加鐵加鈣，買到賺到!?
牛奶「原味、無添加」營養最優質

市面上有愈來愈多牛奶產品，標榜加鐵、加鈣，或其他的維生素、礦物質等，千萬別以為買到就是賺到，牛奶原有的營養價值，搞不好還會因為「加料」而打折扣。

例如，若牛奶又加鐵又加鈣，想要兩樣都吸收根本不可能，當二者一牴觸，最後是什麼都沒有吸收到；另外加鈣的牛奶加的多半是人體不容易吸收的「碳酸鈣」，吃下去也徒然。其實，原味牛奶的營養價值已經很高了，根本不需要再額外添加就已經很足夠了。

T!PS 營養加分

「調味乳」多糖多添加，多喝多扣分！

一般而言，調味乳的牛奶含量約占50%，另50%是為了提升色香味的色素、糖、香料等各式各樣添加物。也就是說，比起原味牛奶，調味乳的營養價值直接打5折，甚至更低，因為超量的糖，會影響鈣質的吸收與利用。

4 牛奶愈濃愈醇愈香，就愈好!?

濃醇香取決於牛奶的「脂肪含量」

當選擇牛奶時，陷入「奶味愈香濃，品質愈純正」的迷思，就容易落入業者「公開的祕密」——為了增加奶香，過分添加乳脂肪，成為高脂乳品。乳脂肪雖顆粒小、易吸收，且富含卵磷脂有助腦神經發展，還是得適量。不少營養師也建議國小以上，若體態偏豐腴，便可選擇低脂乳品，有效減少熱量攝取。

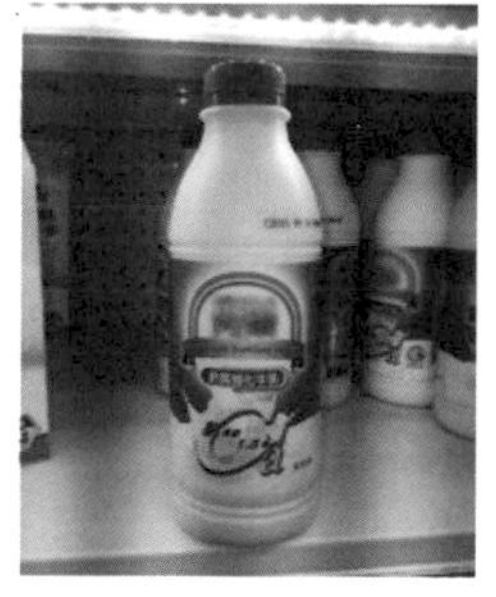

▲千萬別以為加鈣牛奶鈣多多，因為加的鈣多是人體難吸收的碳酸鈣

T!PS 營養加分

低脂牛奶比脫脂牛奶好！

雖然，「脫脂牛奶」乳脂肪幾乎等於0（乳脂肪未滿0.5%），但含量其實和低脂牛奶（乳脂肪0.5～1.5%）差異不大。所以，如果無迫切的減重需求，與其選擇脫脂牛奶，不如選擇低脂牛奶，畢竟，脂肪含量與熱量的差異不大，但喝起來的口感卻能好上許多。

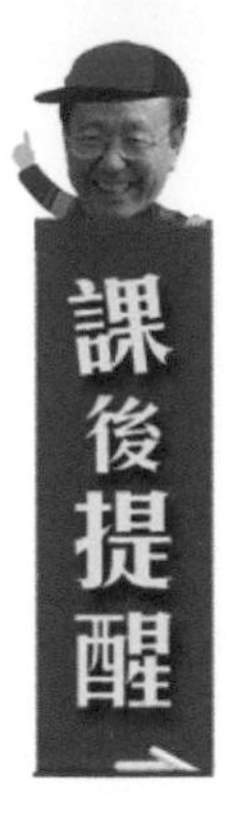

牛奶的好處多多，可以說是最天然的健康食品，最佳的營養來源。不論是成長階段的兒童或青少年，或是成年的家長、上班族，如果不（愛）喝牛奶，損失可就很大了。

人會不喜歡（敢）喝牛奶的原因有很多，除了害怕肚子痛、拉肚子、脹氣等乳糖不耐症狀之外，也可能是害怕牛奶特殊的味道（如有的人光聞到味道，就會想吐），也可能是心理因素作祟（如小時候被嗆到的不良記憶）……。不管原因為何，建議要打開心房，少量少量的嘗試，好藉由牛奶，補充身體所需的必要營養。當然，如果是屬於消化不良的因素，根本勉強不來的話，就多多補充優質的乳製品吧。

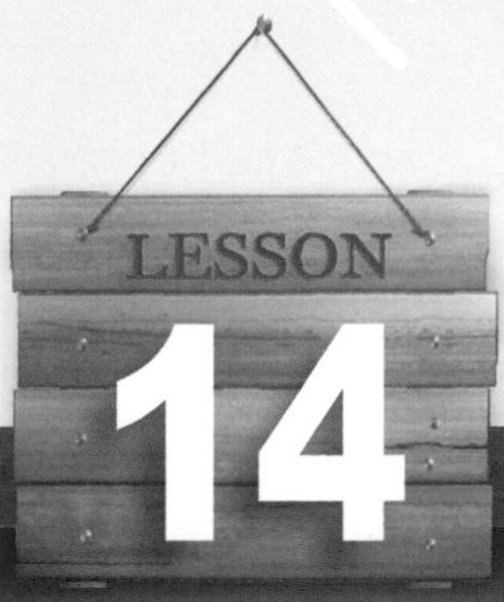

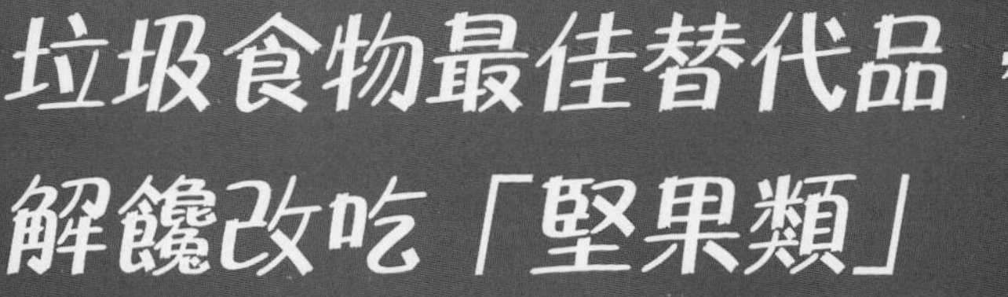

垃圾食物最佳替代品，解饞改吃「堅果類」

高纖維＋低 GI→血糖上升慢，又有飽足感

有個專欄讀者投書，希望我能給他一點建議：

我家有個剛上小學六年級的小男孩，也許正值發育階段，下課後總是飢腸轆轆，經常半路就買好了餅乾、洋芋片，邊走邊吃，或帶到安親班去，和同學分享。要不然，就是吃安親班的點心（據說也是餅乾類居多）。

本來我想說睜一隻眼，閉一隻眼，畢竟，我也很能體會，偶爾吃吃零食，除了解饞，還能放鬆心情呢。可是天天吃應該就不太好吧。請問：有沒有什麼樣的「零食」，可以幫助孩子解嘴饞，同時兼顧營養呢？

的確，吃零食「心理層面」能感到快樂、緩解壓力，但老用「吃」來放鬆心情，恐怕會造成「生理層面」的負擔，成為危害健康的元凶之一。案例中的孩子正值發育階段，因天天吃餅乾、洋芋片等「垃圾食物」，久而久之不但影響發育，還會因為攝取過多熱量，成為小胖子喔。

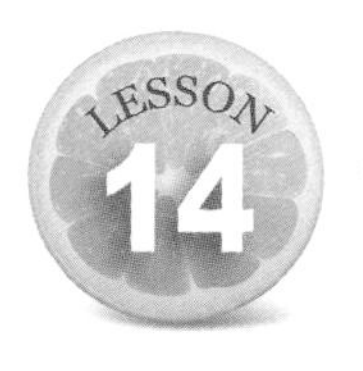

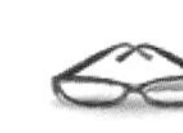

吃慣垃圾食物，小心上癮危機

每個人的日需熱量，依年齡、性別、身高、體重……，有所不同。**最佳的狀況是，人活動一日的熱量需求，恰巧符合當日攝取量。**因為一旦攝取太多、吃進肚子裡的食物，遠超過一日所需的熱量的話，多餘的將會囤積體內，留待日後需要再拿出利用。只是嘴一饞就吃零食的人，連續好幾天、好幾週、好幾個月都呈現吃太多的狀態，預先囤積的熱量，用不到就算了，還會愈積愈多。如此一來，「肥胖」就會理所當然地登門拜訪了。

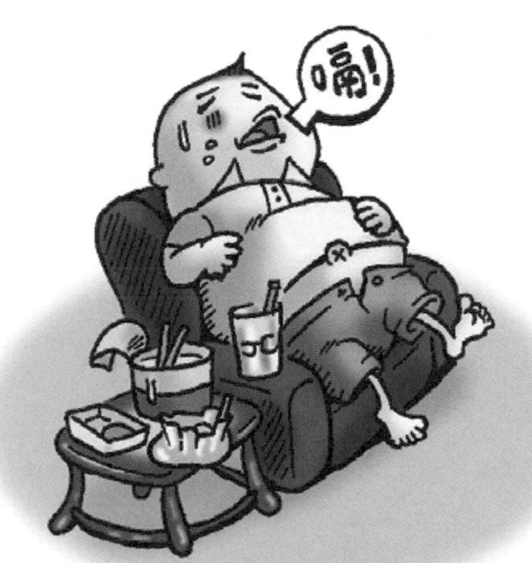

◀不管是吃錯東西，或是吃太多東西，都是「肥胖」揮之不去的原因之一

所有的垃圾食物都有一個特色——高熱量，若常以垃圾食物解口腹之欲，不只肥胖，還有更可怕的後果等著，因為垃圾食物的醣類多，過量攝取會影響腦內神經的傳導。

人類吃進醣類食物後，會促進大腦分泌「腦內啡」，這是一種類似鴉片的物質，會讓人產生短暫幸福感、滿足感，進而沉浸在「吃糖＝快樂」的幻象中，並隨著吃的次數增加，逐漸習慣、上癮、無法自拔，以致需要愈來愈多的「垃圾食物」，才能感到滿足。

由此看來，選擇「非垃圾食物」的零食是很重要的。餐與餐之間嘴饞、肚子餓時，有大部分的人難以控制自己「不去吃零食」，但是「挑好的食物當零食」是可以做到的。**「堅果」就是一個不錯的選擇**。衛生福利部於網路公布「國人健康飲食標準」指南中，把「堅果」與種子、油脂類並列，納入國人每日必須攝取的食物之一。

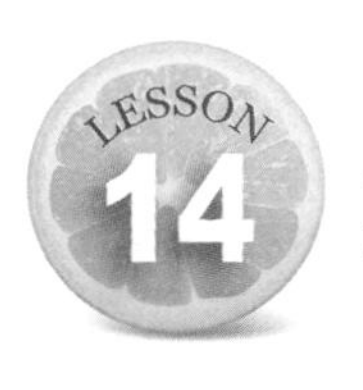

堅果＝高膳食纖維（有飽足感）＋低GI（血糖上升慢）

近年來，不論是訴求健康或減肥，低GI（升糖指數）飲食開始被注重。**攝取GI值低的食物，可以防止血糖快速上升，血糖的穩定能避免體內胰島素大量分泌，減少脂肪的囤積。**

反之，若以精緻麵包、巧克力、餅乾、糖果等「高GI食物」當零食或主食，胰島素會大量分泌，來處理快速升高的血糖：把血中多餘的葡萄糖轉成脂肪貯存。一旦血糖降低，產生飢餓感，食欲就會再次引爆，接著，繼續上述的飲食習慣，開啟可怕的惡性循環。長期下來，除了身體因脂肪累積而肥胖，也會造成胰臟負擔，併發相關疾病。

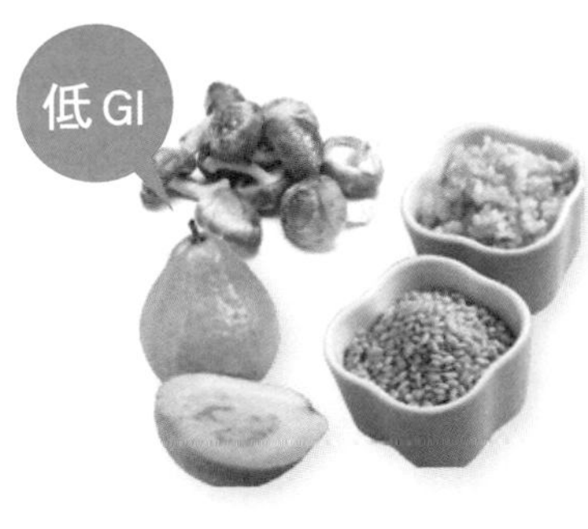

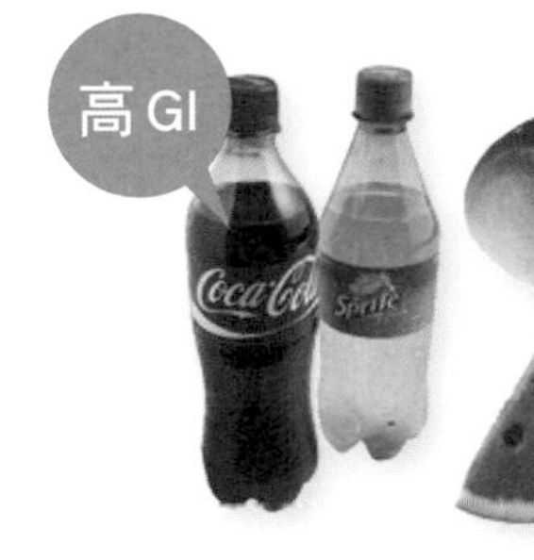

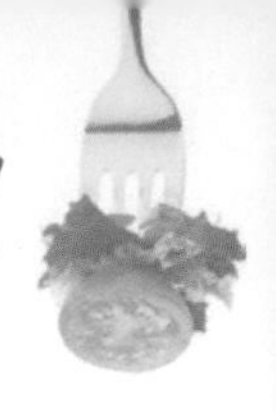

一般來說，食物纖維量愈高，GI值（升糖指數）相對較低，**堅果類食物就是擁有豐富非水溶性膳食纖維的「低GI食物」**。一來，不會讓血糖快速上升，二來，因為消化耗時、在胃裡停留時間久（約達4～5個小時），而能讓「飽足感」持續，自然不會沒過多久就喊餓、嘴饞。

學會怎麼吃堅果，才能吃出健康

1 早餐吃堅果，補充不足營養：大部人早餐營養不足。因此建議早餐搭配堅果，例如，將堅果加在牛奶中。

2 挑選綜合堅果，健康更加分：堅果含有礦物質、維生素B與E，且膳食纖維豐富，有助消化，多元攝取有益健康。

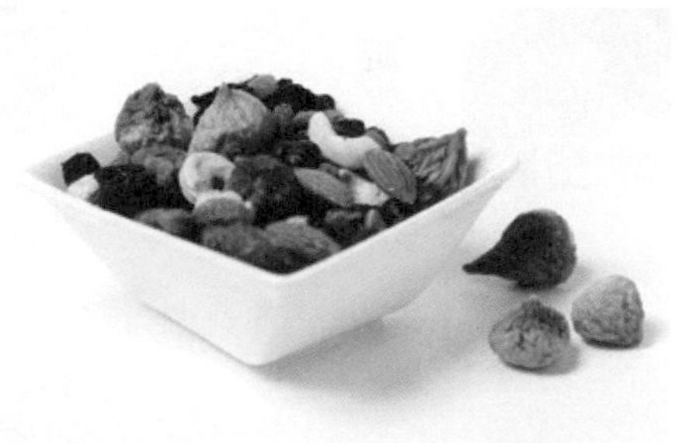

▶ 堅果的種類很多，幾乎每一種都含有豐富的營養。選擇綜合堅果、避免只吃一種，才能真正為健康加分

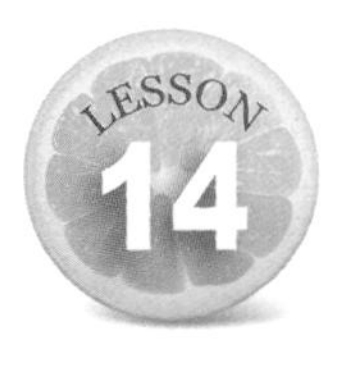

3 單純烘乾、無添加才健康：堅果若加工過度，除了營養會流失外，還可能因為調味過度，而使人愈吃愈「ㄕㄨㄚˋ嘴」，不小心就會吃過量。

4 一天一湯匙，攝取不過量：堅果的油脂、蛋白質含量高，攝取過多易造成身體負擔。因此，每天攝取以不超過一湯匙（135大卡）為原則。

堅果中的模範生：榛果、核桃、杏仁、腰果

堅果的營養成分很高，含有蛋白質、脂肪、礦物質、醣類，國外研究報告更指出「堅果是十大營養食物」之一，具有食療之功效。其中，榛果、核桃、杏仁、腰果，被稱為「世界4大堅果」，不論就營養價值層面，或食用時的口感而言，都算得上是堅果中的「模範生」。

T!PS 營養加分

堅果不能生吃！

生堅果中的植物酸（單寧），吃了會有嘔吐、胃脹、食欲減退等不良反應。唯有將堅果晒（烘）乾或炒熟，才能降低植物酸的含量，食用起來也較安全。

榛果 營養價值高的堅果之王

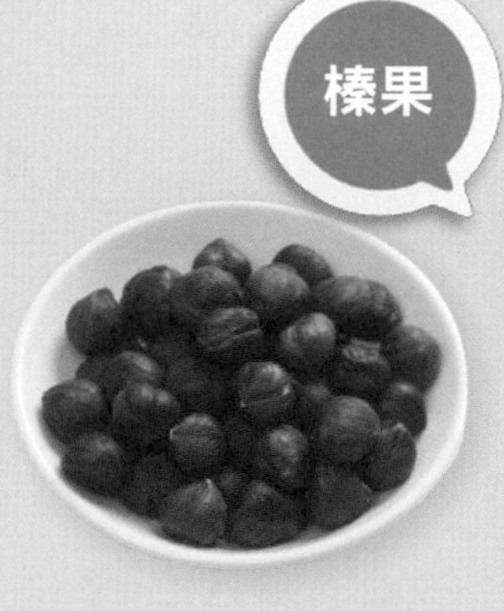

榛果的營養豐富、味道甘美，被視為「珍果」，建議最好是吃完整、原味的。像榛果巧克力、榛果拿鐵、榛果蛋糕等加工製品，營養皆已扣分。

榛果中有不飽和脂肪酸，能去除自由基、抗氧化、降膽固醇，且含有鎂、鈣、鉀等微量元素。榛果亦能提升視力，緩和用眼過度的狀況。

核桃 盛名遠播的補腦果

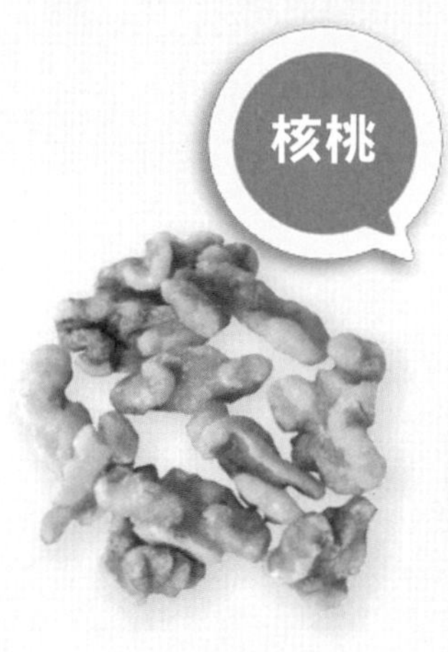

在國外，核桃被稱為「益智果」，在國內，則被稱為「養生之寶」，也有人叫它「長壽果」。

如其美名，核桃含豐富維生素B、維生素E，且含磷質高，可以有效延緩細胞老化、健腦益智，能增強記憶力、學習力、專注力，還可以預防失智症找上門。

杏仁 抗氧化、防衰老的長壽食品

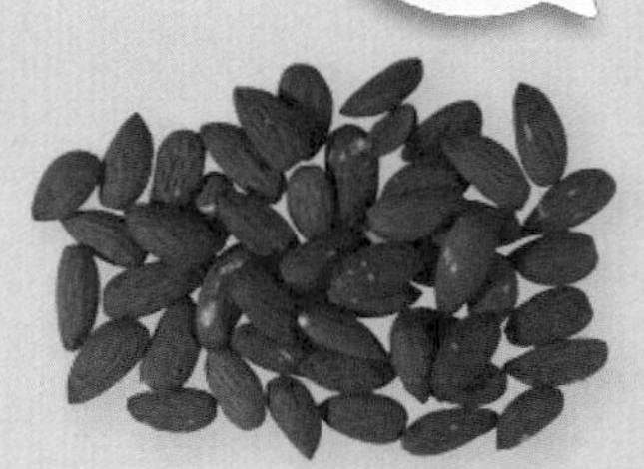

杏仁與薏仁是中醫界推廣的兩大美容食品。杏仁含有不飽和脂肪酸、維生素 E、鈣、鐵等礦物質，能抗衰老，延年益壽。中醫界認為，秋冬時節吃杏仁，可以潤肺，去除煩躁感。

杏仁也是天然的「解毒劑」，可以排除人體內的自由基，有效降低癌症的發生率。

腰果 刺激生長激素分泌的食物

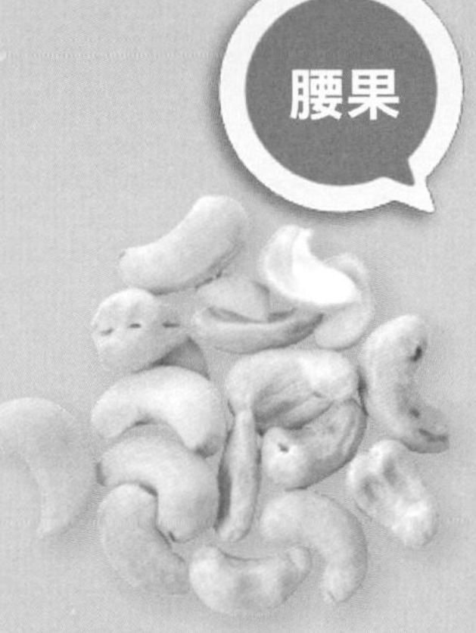

腰果富含成長發育階段迫切需求的精胺酸。精胺酸能刺激生長激素分泌，與「長高」有密切關係。腰果含醣量較高，可以做為身體能量的來源。另也含有維生素及鋅、鈣、鐵等微量礦物質，與亞油酸及亞麻酸，對動脈硬化有預防效果。但比起其他堅果，腰果的飽和脂肪酸含量較高，要避免攝取過量。

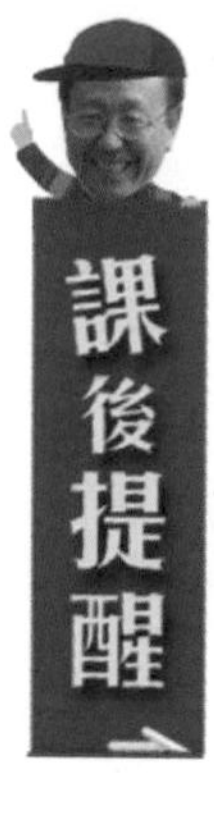

與其吃高糖高鹽高油高熱量的「零食」充飢，不如在點心或飲料中，加入堅果當食材，延長飽足感的時間。例如，把堅果磨成小顆粒狀，加在蔬果汁、牛奶中，或製作優格沙拉，撒上堅果碎片等都很方便。

過去，「堅果類」被大家誤會很久，多數人以為「堅果＝油脂」，但近年來，總算還堅果一個清白了。像是堅果中的「植物性蛋白質」屬優質蛋白質，可供成長階段、對蛋白質需求大的兒童與青少年使用。

豐富的維生素、微量礦物質及不飽和脂肪酸，可以去除體內「自由基（自由基與人體細胞組織發生反應後，會產生毒性和損壞作用，促使病變或癌症）」，並破壞我們因食肉所產生的「飽和脂肪酸」等。

堅果類營養價值，可以說是「不容小覷」。

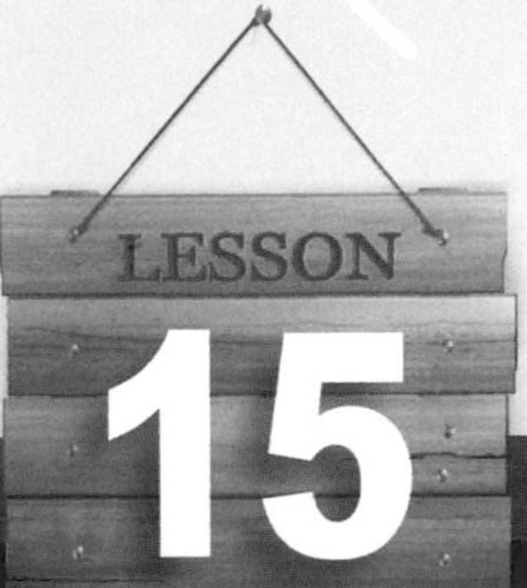

「蔬菜」的顏色，隱藏不同健康密碼

白黃綠紅紫都要吃，營養才能多彩多姿

翔翔升上高年級之後，要在學校吃午餐，翔媽憂心黑心風暴，掃到校園，所以前一天晚餐後，都會花些時間為兒子準備「愛心便當」。翔媽的便當可一點都不馬虎，為了讓翔翔吃的開心，主菜不是炸排骨，就是大雞腿。配菜也豐富，三色豆、滷花生、豆干、炒蛋、麻婆豆腐、小魚干炒花生……，輪番上陣。另外，一定有翔翔最愛的高麗菜。

本來，看見翔翔把飯菜嗑光光，拿著空空如也的便當盒回來，翔媽就心滿意足了，最近卻不免擔心：只吃高麗菜，綠色蔬菜通通被列為拒絕往來戶的翔翔，營養的攝取足夠嗎？

蔬菜與水果類似，皆富含維生素、纖維質、礦物質等，也是「醣類」重要來源。大家應該常常聽見「天天5蔬果」這個口號吧？最近，還有營養師把5蔬果往上加到「9蔬果」呢！，只是，大家肯定覺得光「5蔬果」就做不到了，怎麼可能「9蔬果」啊……。

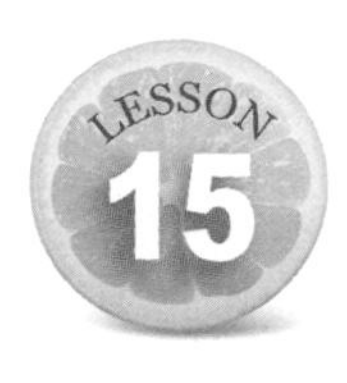

蔬菜顏色不一樣，隱藏營養大不同

「食魚食肉，也著菜佮。」由這句閩南語俗諺，就可以知道「均衡飲食」的觀念，從老祖宗時代就有了。

的確，光吃肉、不吃菜，營養肯定是會失衡。畢竟，**蔬菜裡有豐富的水分、纖維質、維生素、礦物質等，對消化、機能運作有所助益**。還有，每一種蔬菜絕對脫不了的一個特色，那就是——**「脂肪少＋熱量低」**，能吃到豐富的營養成分，又不怕吃多了會發胖。想一想，世界上還有比吃菜更「好康」的事情嗎？

但是，只偏好吃同樣的蔬菜，或只選擇少數幾種愛吃的吃，就好像交差應付，雖然有吃，但久而久之，營養依舊不夠均衡。大自然賦予蔬菜重要的任務，多彩多姿的色彩，不光是要吸引我們的目光與胃口，還要把不同的營養成分置入其中。所以，**盡量達成各色蔬菜通吃**（最好每餐都要吃到2～3種顏色的蔬菜），**攝取的營養也會跟著多彩多姿！**

各色蔬菜的健康密碼

白色蔬菜

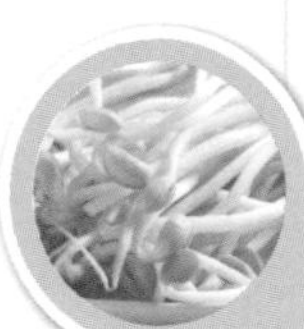

- **白色蔬菜有哪些**：大白菜、白蘿蔔、馬鈴薯、白花椰菜、豆芽等
- **主要的營養價值**：營養少，糖、水為主成分。對調解血壓、強化心肌、緩解心情有助益
- **強力推薦**：豆芽（富含蛋白質、脂質、醣類、鈣、磷，及維生素A、B群、C、E等有助消除疲勞。亦有豐富膳食纖維）

橘黃色蔬菜

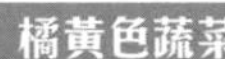

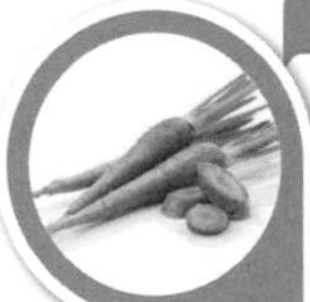

- **橘黃色蔬菜有哪些**：南瓜、洋蔥、黃椒、胡蘿蔔等
- **主要的營養價值**：大部分含有豐富的胡蘿蔔素
- **強力推薦**：胡蘿蔔（含有豐富的維生素A，能幫助眼睛發育，預防乾眼症狀，增強身體免疫力）

綠色蔬菜

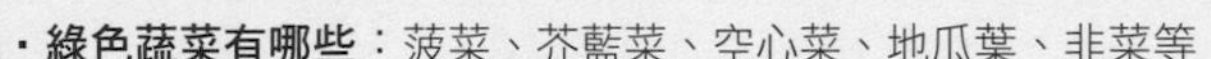

- **綠色蔬菜有哪些**：菠菜、芥藍菜、空心菜、地瓜葉、韭菜等
- **主要的營養價值**：富含維生素A、葉綠素等
- **強力推薦**：菠菜（營養價值非常高，含有豐富鐵質和葉酸，有助於預防青春期的貧血）

紫紅色蔬菜

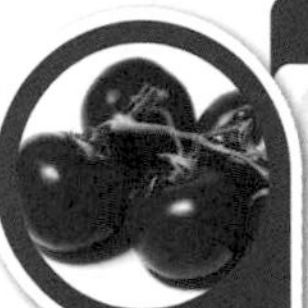

- **紫紅色蔬菜有哪些**：茄子、番茄、紅椒、紫洋蔥等
- **主要的營養價值**：鐵質可幫助身體造血，鉀助益身體水分代謝，可避免浮腫
- **強力推薦**：番茄（茄皮含有豐富的維生素P，能增強身體細胞、軟化微血管、預防血管硬化）

黑色蔬菜

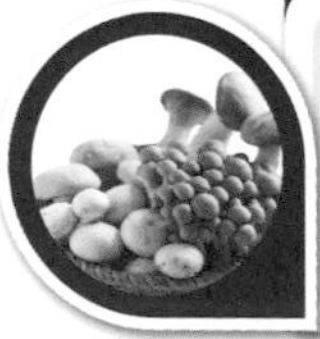

- **黑色蔬菜有哪些**：牛蒡、木耳、香菇等
- **主要的營養價值**：刺激人體造血及分泌系統，及促進唾液分泌
- **強力推薦**：香菇（富含蛋白質、維生素B群、D及礦物質，可增強免疫力、保持骨骼健康，而且熱量低、纖維值高，有助於紓解便祕）

蔬菜這樣挑、洗、煮，鮮度營養都保存

1 當季盛產蔬菜——新鮮、便宜、農藥少

買菜時，最好挑選當季盛產蔬菜。一般而言，植物會適應氣溫、溼度等條件，生長出最適合當時環境的作物，蔬菜亦是，因此，當季盛產的蔬菜不只新鮮，也因生長條件佳，農藥的使用量也會降低，加上產量充足，價格自然合理。

2 大量清水沖洗，不用死水浸泡

市面上的蔬菜（有機蔬菜外）為了預防、驅離、減輕蟲害，種植過程中，多少會使用農藥，因此，烹飪前務必徹底清洗。葉菜類、根莖類（先剝除最外層）都得用大量清水沖洗後再切。若實在不放心清水沖洗的效果，不妨把蔬菜放在容器裡，撒上些許鹽巴，並用流動、大量的水加以沖洗。

T!PS 營養加分

葉菜類買回來別急著洗，包報紙冰冰箱！

買菜（尤其是葉菜類）回家後，若不是當天（馬上）要烹煮，千萬不要急著洗，因為，用水洗過再冰存，葉菜很容易爛掉。只需稍微用手把塵土拍掉，再用報紙包起來放冰箱，約保存在3～6°C最佳，這個溫度下，蔬菜可以保存較長時間。

3 烹調蔬菜用「水炒」，營養保存好周到

蔬菜的營養素不太好保存，一方面是大部分蔬菜（尤其葉菜類）容易爛，一方面是烹調時的高溫，或多或少會讓營養流失。唯有以新鮮、完整的蔬菜作為食材，以恰當的方式烹調，才能留住最多營養。務必記住，每次煮適當的量就好，因為蔬菜的營養素，會隨著一而再、再而三的加熱，流失殆盡。

國外偏好的蔬菜「生食」，雖說能保留較完整營養，但若沒清洗乾淨，細菌、蟲卵、寄生蟲、農藥等，搞不好也會一起吃下去；若腸胃不好，生吃蔬菜也會出現消化不良的情況。所以，我建議蔬菜還是加熱之後再吃。**我最推薦「水炒」方式，其次是「汆燙」**。

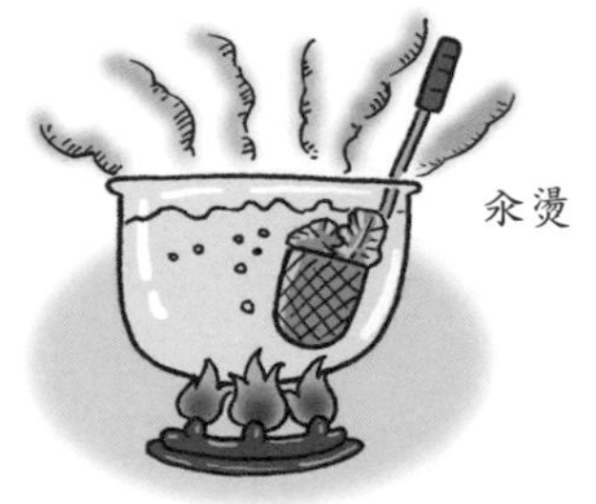

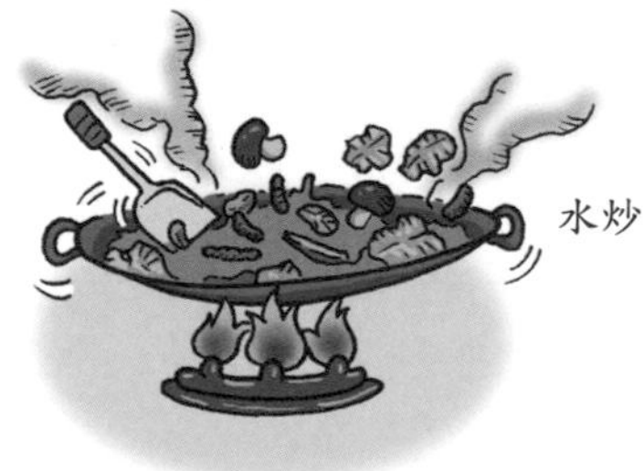

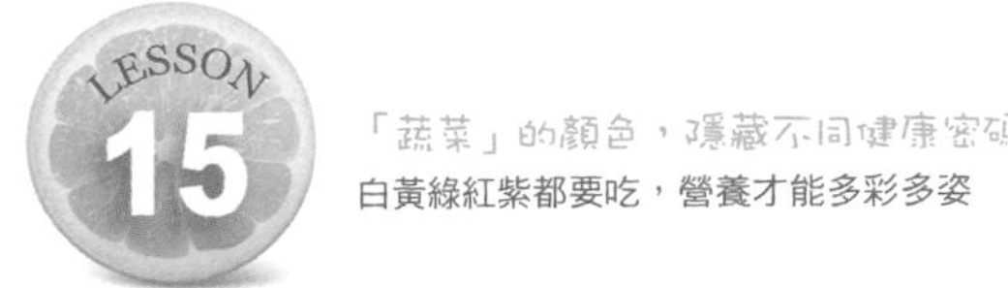

蔬菜的常見料理方式！

方式	說明
生食	作　法 將蔬菜徹底洗淨，直接或搭配醬料（如和風醬）食用 建議食材 番茄、紅蘿蔔、黃瓜、萵苣、紫色高麗菜、蓮藕 注　意! 雖能攝取蔬菜大部分酵素，但非每種蔬菜都適合生吃
水炒	作　法 少量水將菜炒熟，淋上少許優質油（如苦茶油）食用 建議食材 地瓜葉、空心菜、大陸妹、花椰菜、水蓮等葉菜類 注　意! 油溶性維生素A、D、E、K，添加些許油脂更能吸收
汆燙	作　法 用沸水將菜燙熟，稍加調味後食用（避免汆燙過久） 建議食材 地瓜葉、空心菜、大陸妹、花椰菜、水蓮等葉菜類 注　意! 水溶性營養素會溶解於水，故建議鍋水也一起食用
清蒸	作　法 將蔬菜連同配料及調味料，一起放入電鍋蒸煮 建議食材 地瓜、芋頭、南瓜、山藥、紅蘿蔔、白蘿蔔等根莖類 注　意! 比汆燙易保存養分（要控制外鍋水量，以免蒸煮過久）
油炸	作　法 切好後，丟進熱油中油炸（根莖類較適合） 建議食材 地瓜、芋頭、南瓜、山藥、紅蘿蔔等根莖類 注　意! 建議「偶而為之」，裹粉、多油易對健康造成危害

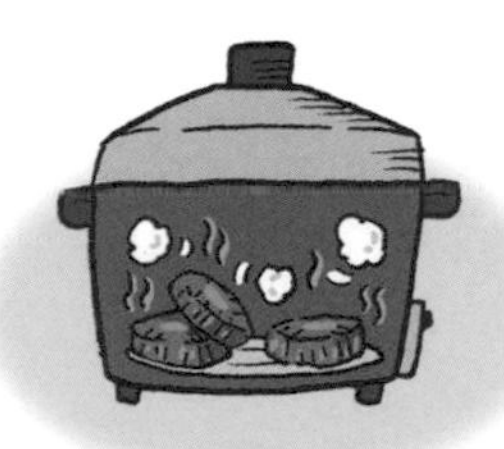
清蒸

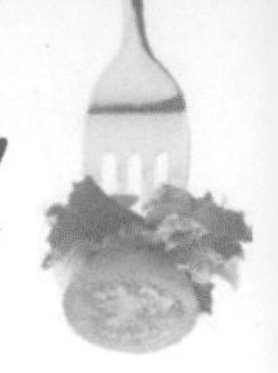

	營養成分	優點	選購方法
玉米	醣類、蛋白質、脂肪、胡蘿蔔素、核黃素、菸酸、維生素B6	■ 可預防心臟病、癌症 ■ 刺激腸胃蠕動，加速廢物排泄，有效防治便祕發生	宜挑選外型飽滿、有重量，且外葉鮮綠、無枯黃、斑點，果粒飽滿、有光澤、排列整齊、觸壓有彈性者
菠菜	維生素A、B、C、D，胡蘿蔔素、蛋白質、草酸鈣，及鐵、磷等礦物質，亦富含粗纖維	■ 大量植物粗纖維，可促進腸道蠕動，預防便祕與痔瘡 ■ 鐵質對缺鐵性貧血有較好的輔助治療作用	宜挑選葉片較完整、略厚、鮮嫩、飽滿、鮮翠，且以保留菜根者更理想 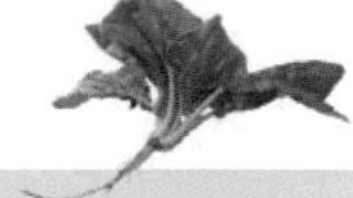
毛豆	維生素A、B、C、D，胡蘿蔔素、蛋白質、草酸鈣，及鐵、磷等礦物質，亦富含粗纖維 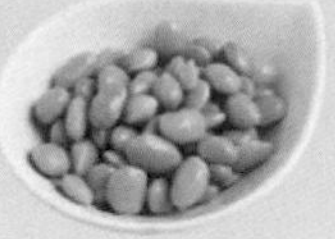	■ 高蛋白質食物，其品質優於動物性蛋白質 ■ 脂肪含量雖高，但以改善脂肪代謝的不飽和脂肪酸為主。故營養價值高於澱粉類食物與其他蔬菜	宜挑選豆粒外型完整、大小均勻，且不乾扁、萎縮者
芹菜	維生素A、B1、B2、B6、C、E、K、P與葉酸、泛酸、菸鹼酸，並有類胡蘿蔔素、類黃酮、蛋白質、醣類、膳食纖維、粗纖維，及氯、鈉、鉀、鎂、鈣、磷、鐵等	■ 高纖維、多水分、低熱量 ■ 其粗纖維含量豐富，可助腸胃蠕動，淨化腸道	宜挑選菜莖硬挺、顏色鮮翠，且外觀潔淨者 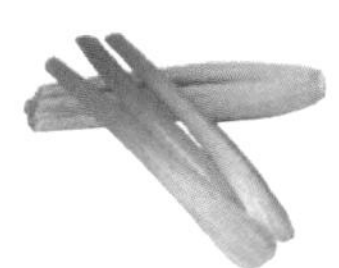

愈吃愈健康的 8 種蔬菜

	營養成分	優點	選購方法
牛蒡	水分、脂肪、蛋白質、維生素A、維生素C、膳食纖維，及鈣質、鐵質等礦物質	■ 可促進細胞的新陳代謝、清理血液垃圾與廢物，被稱為「最佳清血劑」 ■ 促進大腸蠕動，幫助排出積存體內的廢物	宜挑選表皮為淡褐色、鬚根少，且外形筆直無分岔、粗細均勻一致者
花椰菜	維生素A、B2、C，亦含蛋白質、醣類、β-胡蘿蔔素，及鈣、磷、鐵等礦物質	■ 含水量達90%，且熱量低，多吃可利尿、滋養美膚 ■ 一種吃了有飽足感，又不容易發胖的健康食物	宜挑選花梗為淡青色、鮮翠、細瘦，且花蕾較小、呈珠粒狀者
竹筍	纖維質、蛋白質、醣類，及維生素B1、B2、C	■ 促進胃腸蠕動，改善便祕 ■ 脂肪、澱粉含量低，是低熱量的優質食物 ■ 俗諺亦云：「吃一餐筍，可以刮三天油」	宜挑選無筍節、筍尖不出青、筍頭直徑較長、筍身粗短、略彎者
茼蒿	纖維質、維生素A、B、C及鐵、鈣、鈉等礦物質	■ 粗纖維有助於腸道蠕動，多吃益胃腸，亦能促進消化 ■ 打汁飲用，能止咳化痰	宜挑選莖葉鮮亮、色澤油綠，外表無枯焦腐爛及水傷者

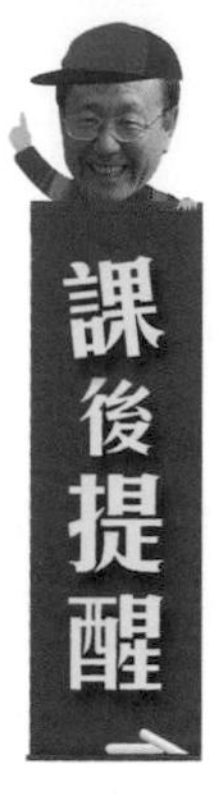

課後提醒

不論是「天天5蔬果」，還是「天天9蔬果」都不難發現專家對蔬菜的重視。不過對現代人來說，要能做到「天天有蔬果」都難吧，更遑論要5蔬果、9蔬果了。水果甜度高，要品嘗個1、2樣還心甘情願，碰到既不甜，又難下嚥的「蔬菜」時，恐怕大部分人都會直覺說NO吧！

忽略蔬菜的攝取，很容易就會因為缺乏能讓腸道強健，又能提高代謝機能的維生素、纖維質。少了「蔬菜」的幫助，腸子蠕動變慢、變差，連帶地連消化、排泄作用都會出現問題。一旦消化不好，就會影響食欲與養分吸收，接踵而來的可能就是長不高、長不壯。所以，青菜一定要吃，而且還不能少吃。

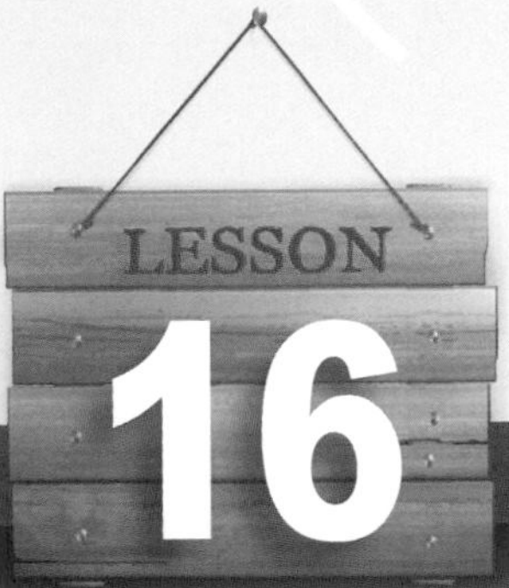

水果的營養很多，適量適時避免反效果

想減肥吃水果餐?!小心根本「瘦」不了

夏天一到，美美就開始「減肥計畫」了。美美也不算太胖，只是和班上好友相比，她顯得比較豐滿。雖然她個性樂觀，心裡還是有點自卑，總覺得自己不漂亮。加上這個夏天，一群朋友相約去童玩節，而且說好要穿「比基尼」。美美下定決心偷偷拚了——一定要瘦下來！為此，美美三餐卯起來吃水果，專挑盛產的西瓜、木瓜、香蕉，有時吃完不到兩小時，就餓了，她繼續加碼，認為「水果餐＝減肥餐」，吃就對了。三個禮拜後，站上體重計那一刻，美美不禁崩潰尖叫：體重怎麼不降反升……！

不論想不想「瘦」，都要以「均衡營養」為飲食目標。想減重的人，是可以增加攝取水果的份量，但不是無條件往上加，也千萬別把水果當飯來吃。而且要以甜度低、熱量低的為首要選擇，香蕉、荔枝、龍眼等甜滋滋的水果，榴槤、酪梨等油脂多的水果，最好少碰為妙。

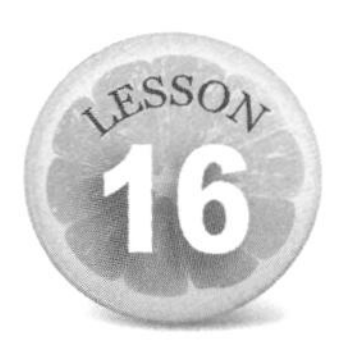

水果這樣吃，營養健康不怕胖

1 每天水果吃多少？2～3份恰恰好

一般人每日水果建議攝取量，最好有2～3份。雖大部分的水果熱量不高，但「醣份」可是很驚人，不小心吃太多，容易發胖。1份水果的分量，約是1個食用者的拳頭大小，或裝滿8分滿的小碗。

2 多樣多色多元攝取，營養更充沛

別以為，水果的顏色只是裝飾作用，不同顏色的果皮、果肉，可是代表著不同的營養。一般來說，顏色愈深對健康的好處愈大，但水果營養不可能一「色」俱全，為了充足營養，建議食用多樣、多色、多元、多變化的水果，若「一天多種」有難度，至少要嘗試著「每天不一樣」！

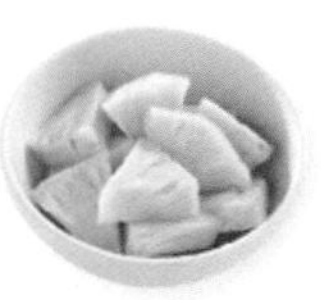
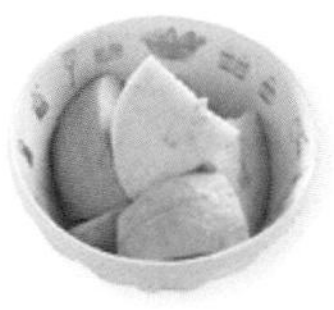
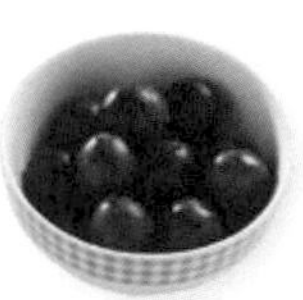
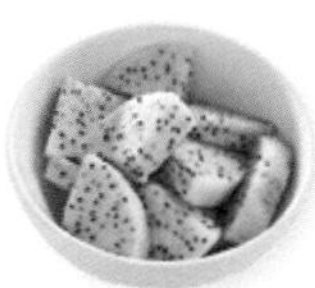
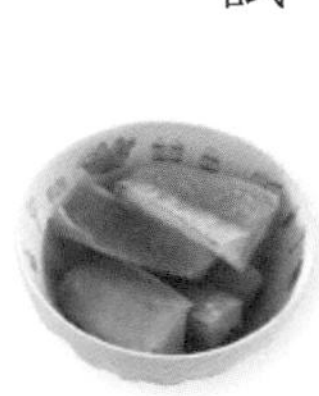

▲ 以容量約 300ml 的小碗，裝至 8 分滿左右，約為一份水果的分量

3 飯後吃水果，防血糖忽高忽低

有不少人主張「若身體無恙（如脹氣、胃痛、糖尿病患者等），水果飯前或飯後皆可」，但是，我仍然建議：飯後2小時內，是最佳的吃水果時間。因為趁著三餐飲食中，尚未完全消化的油脂、蛋白質，能有效減緩水果中的醣類進入血液的速度，避免血糖快速上升、胰島素大量分泌。

4 避免空腹吃水果，防胰島素失控

雖然空腹吃水果，少了蛋白質、脂肪的影響，養分較能完整消化。但水果的單醣是很容易被吸收的糖，一旦吸收，血糖跟著攀升，胰島素就會在短時間內大量分泌。當胰島素急速處置，血糖快速下降，一來加劇飢餓感，二來對身體代謝功能造成衝擊。

T!PS 營養加分

血糖飆太快，小心胰島素失控！

快速上升的血糖，會讓胰臟措手不及，難以預估胰島素的需求量，只好一口氣全釋放出來。若長期處於「血糖起伏大」的狀態，胰臟容易疲乏（不敏感），胰島素分泌也會受影響。當胰島素分泌有障礙，血糖「居高不下」，就可能會引起糖尿病！

5 果汁這樣喝（打），避免吃下多餘熱量

吃完整、新鮮的水果，不論營養、纖維、飽足感都比喝果汁來的好。若真的想喝果汁，請把握自己打、不過量、不添加、不過濾、現榨現喝等5個原則。

· **自己打**：市售果汁糖添加多，喝果汁等於喝糖水

· **不過量**：應將水果控制在一日應攝取的量，千萬不要因為打出來的果汁很小一杯，誤以為水果用得不夠多而持續加碼

· **不過濾**：連同果肉、果渣一起喝，才能喝進纖維質

· **不添加**：果糖、蜂蜜都不加，喝原味，熱量不超標

· **現榨現喝**：避免酵素、維生素因為溫度、空氣中的細菌而破壞，影響品質

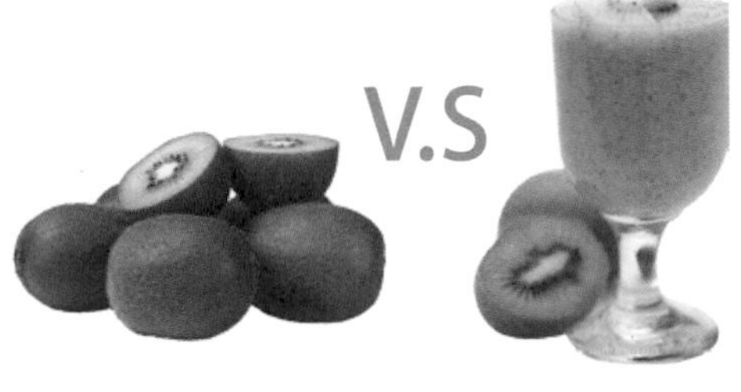

▶ 吃水果優於喝果汁，若真的想換個吃法，務必把握喝果汁的5個原則

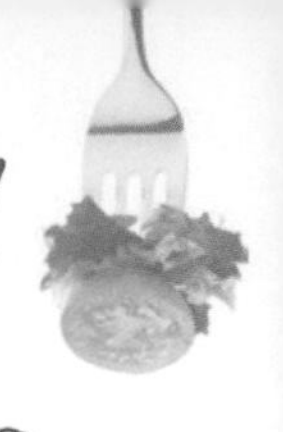

水果好處多，纖維質、礦物質、維生素通通有

1 纖維質——防便祕、減少宿便量

大部分水果含有豐富纖維質（如土芭樂、奇異果、柳丁），若每天充足攝取，將能有效促進腸胃蠕動，預防宿便的累積、改善與防止便祕的發生，如此一來，亦能降低肥胖、大腸癌、心血管疾病等機率。

不過，有一點要特別注意。平常纖維攝取不足的族群，如果想要藉高纖水果來改善，務必得把握「循序漸進」的原則，好讓胃腸慢慢適應與接受。因為一口氣吃得太多，消化系統又尚未習慣，以致來不及消化，就容易造成殘渣累積腹中，引起腹痛、脹氣，便祕狀況搞不好還會因此變本加厲。

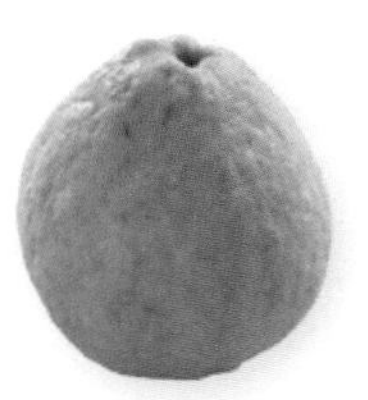

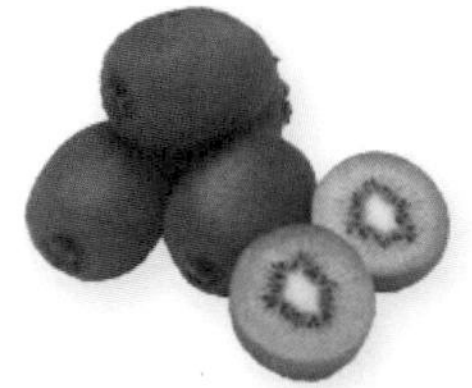

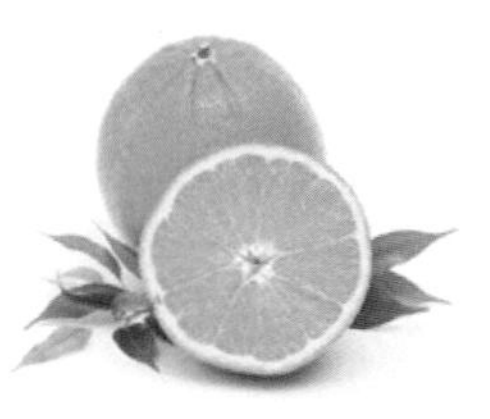

▲ 纖維含量較高的水果，可以促進腸胃蠕動，降低疾病發生率

2 礦物質——抗老化、延緩衰老

大部分水果的含鉀（如香蕉、榴槤）、鎂（如櫻桃、葡萄）量高，磷（如釋迦、龍眼、火龍果）、鈣（如檸檬、葡萄柚）、鐵（如蘋果、橘子）等則較少。水果中富含的礦物質，有助於促進身體代謝、預防疾病發生，亦有抗氧化、延緩衰老的功能。

3 維生素——維持生理機能正常運作

富含各種維生素也是水果的特色之一，其主要以維生素A（如西瓜、木瓜、葡萄）和維生素C（如草莓、柳橙、檸檬）的含量最多，有些水果亦含有維生素B群（如番茄、荔枝、梨子）。雖然，水果的維生素含量多，且容易被人體吸收並利用，但也特別容易隨著水分而流失。所以，建議天天攝取足夠的量。

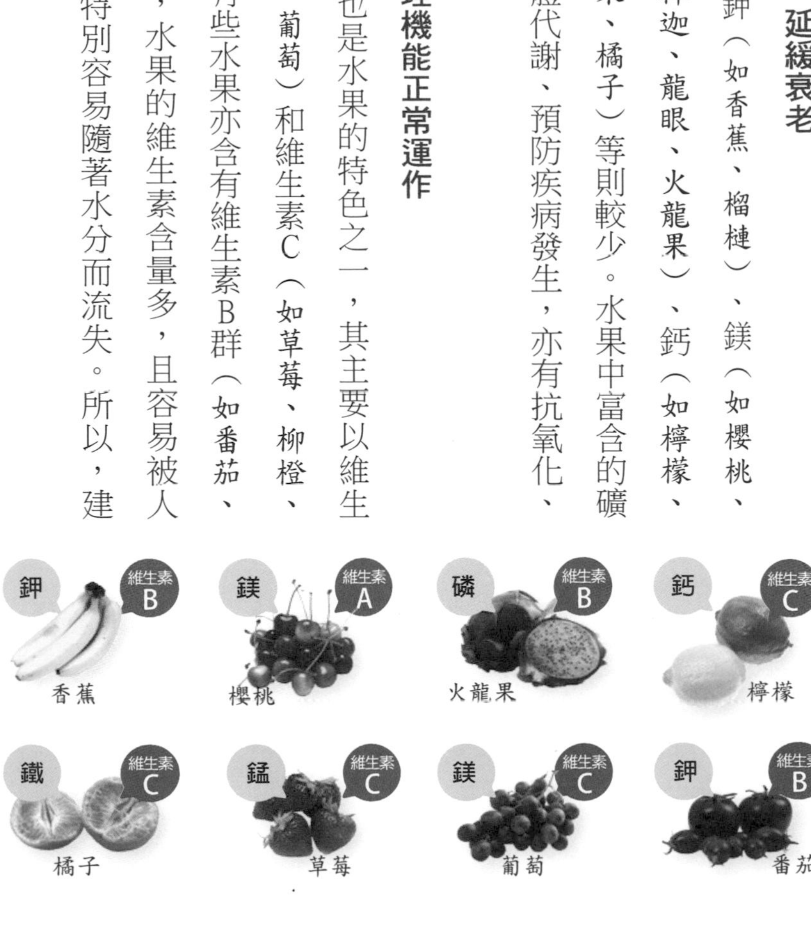

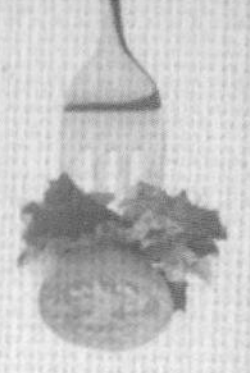

水果 4 大好處報你知！

1 新陳代謝的好幫手

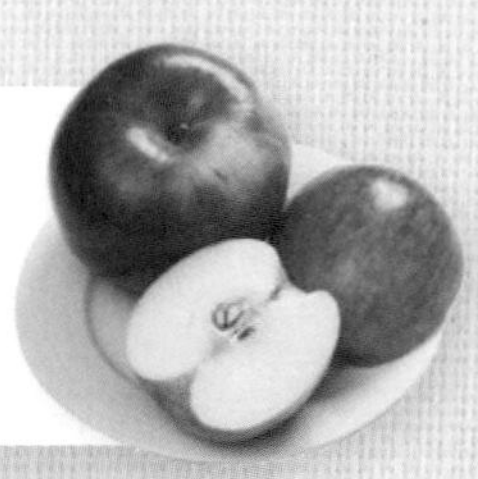

大部分水果都含有豐富的鎂、鉀，與少量的磷、鈣，有些水果還有豐富的鐵質，這些人體必需礦物質，具有促進代謝、預防疾病的功能。

2 平衡身體酸鹼值

水果養分經身體消化吸收後，會分解出較多的鹼性物質，這些物質可以中和攝取蛋白質及澱粉食物所產生的酸性物質，幫助維持人體的酸鹼平衡。

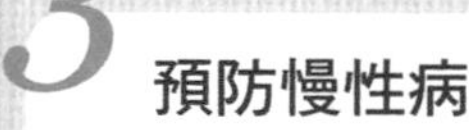

3 預防慢性病

不少水果中，含有大量的膳食纖維，這能促進腸胃蠕動，預防便秘、大腸癌等症狀。除此之外，也能降低發胖機率與相關慢性疾病。

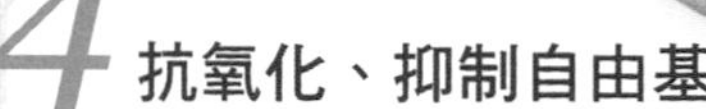

4 抗氧化、抑制自由基

水果中的花青素、胡蘿蔔素、單寧等營養素，都具有很棒的抗氧化力，尤其是含有大量花青素的莓果類，更被視為抗老化聖品。

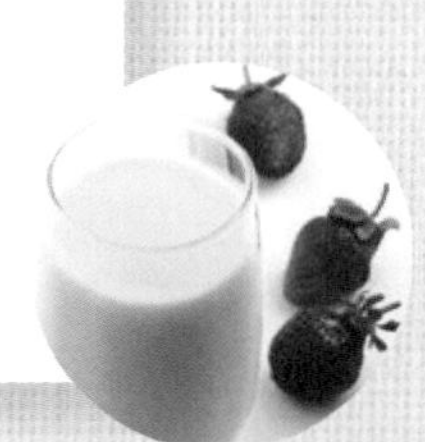

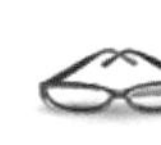

『酵』力驚人的水果，多吃助消化

水果中的豐富**「酵素」**，更是令人驚喜的營養成分。吃進肚子裡的食物，需要「酵素」輔助，才能消化，像是將蛋白質分解成小分子胺基酸的蛋白酶（**蛋白質分解酵素**），將澱粉分解為醣類的澱粉酶（**澱粉酵素**），與將脂肪分解成脂肪酸與甘油的解脂酶（**解脂酵素**）等，就是體內促進消化系統運作的三大主要酵素。食物透過酵素分解，能將大分子化為易消化的小分子，協助身體吸收食物中的營養。

我們身體分泌的消化酵素分量是固定的，若分泌速度趕不上吃東西的速度，就容易造成消化不完全，導致消化系統負擔、代謝變慢，甚至，還會增加「發福」危機。透過飲食可以攝取較多酵素，提升胃腸消化能力，促進食物的分解與營養的吸收。水果中，多多少少都含有酵素成分，又以**（青）木瓜、奇異果、香蕉、鳳梨最為豐富。**

奇異果

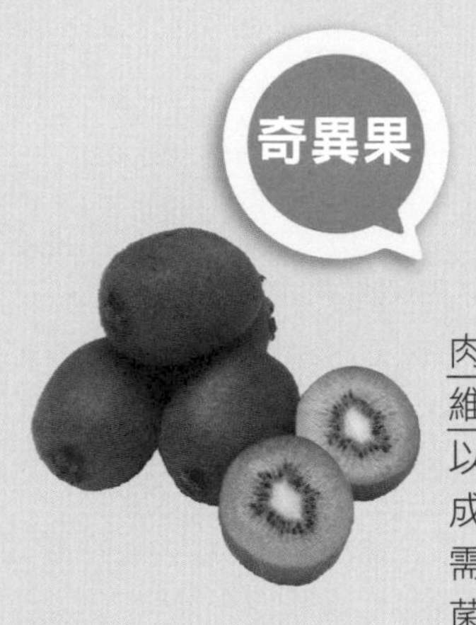

奇異果的含硫蛋白分解酶，是促進肉類消化的好工具。另外，奇異果的維生素 C 含量超高（超過檸檬 10 倍以上），且被人體吸收利用率將近九成五，吃一顆奇異果即可達到一天的需求量。多吃奇異果還能增加腸胃好菌，具健胃整腸效果。

酵素含量：綠色奇異果＞黃色奇異果

青木瓜

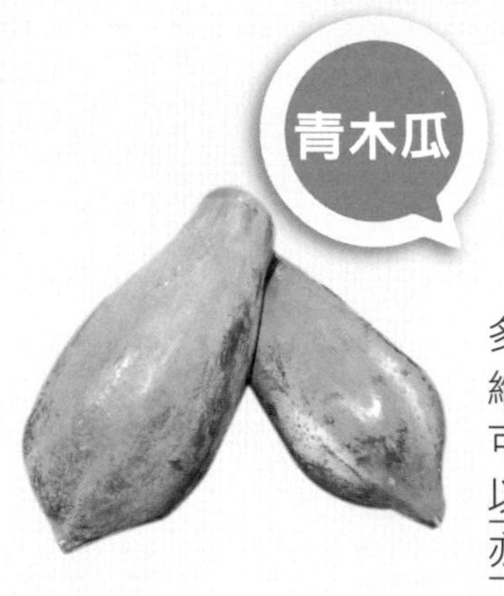

青木瓜的蛋白酶含量，比熟木瓜多出 2 倍以上，另外，還有木瓜酵素、維生素 B 與 C、礦物質（鈣、磷等），可以協助分解造成肌肉痠痛的乳酸，以避免運（勞）動後「鐵手鐵腿」，亦有減少脂肪囤積的功能。

涼拌生吃、燉煮熟食皆宜。體質虛寒建議少生食

香蕉

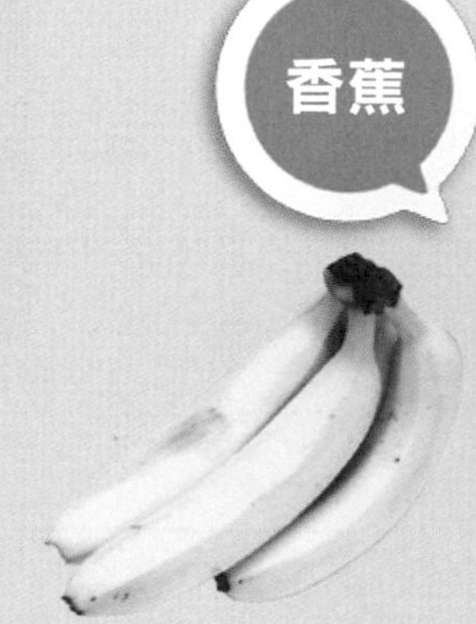

香蕉中的澱粉酶、麥芽糖酵素、蔗糖酵素等，均是腸胃蠕動好幫手。此外，香蕉中的「鉀」有助水分代謝、「鐵」可以避免缺鐵性貧血，還有抗胃酸效果，能減少胃食道逆流機會。

鳳梨

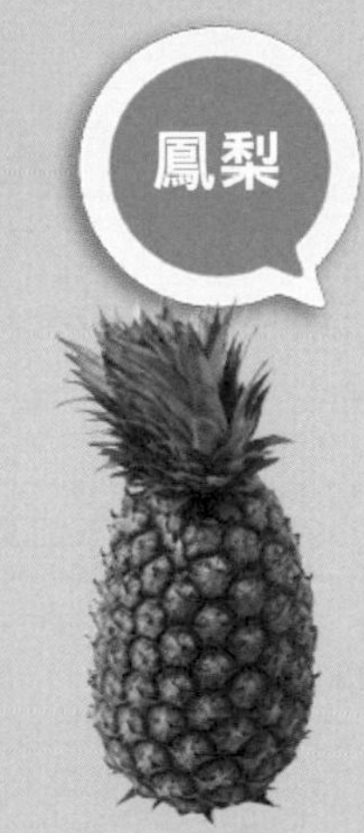

鳳梨中的鳳梨酵素，對蛋白質分解有所助益。在醃肉或料理時，加入些許的鳳梨（汁），能讓肉質變得比較軟嫩，口感提升之餘，消化也會加分。另外，鳳梨酵素還有抗發炎、增加免疫力的功能。

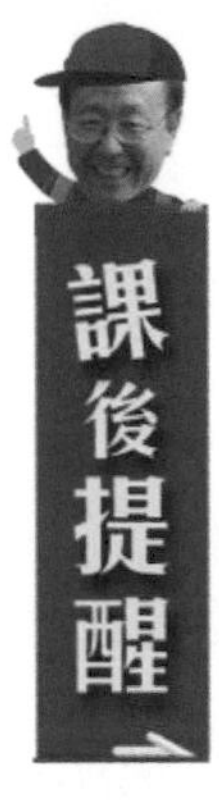

「好吃的東西，通常不健康。」水果大概是少數打破這個定律的食物之一吧！我們所居住的寶島，位於亞熱帶地區，一年四季都適合種植水果，向來以「水果王國」著稱。每到炎炎夏日，水果種類更是多到數不清。其實，吃水果不只能解暑氣、飽口福，也是補充營養的途徑。

但是，把水果當飯吃是很不恰當的。餐餐都吃水果，容易攝取過多的糖，引起血糖值上升，增加胰島素分泌，多餘的葡萄糖、果糖等，會透過肝臟轉化成肝醣儲存（囤積），愈吃愈胖理所當然，還可能會形成脂肪肝呢。其實，很多的肥胖都來自於「糖分攝取太多」，若再以甜度高的水果代替正餐，就真的是「雪上加霜」了。

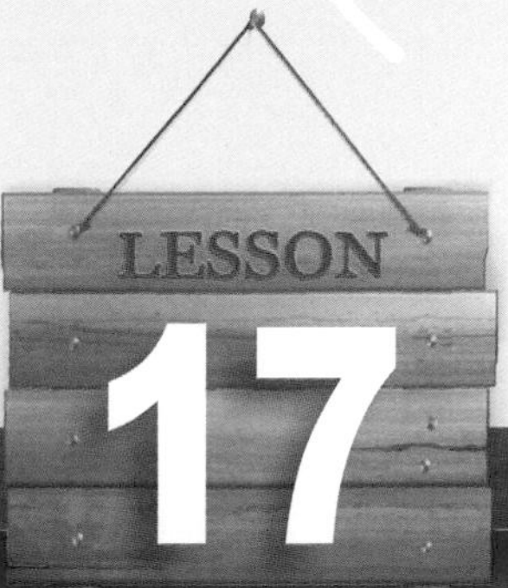

蹲到雙腳都麻掉了，還是「嗯」不出來！

「膳食纖維」吃足夠，幫助腸胃正常蠕動

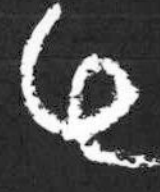

你是否常覺得家裡的廁所不夠用呢？

大人坐（蹲）半天沒半「撇」，孩子一走進去，也像是被傳染似的，總是「嗯」到滿頭大汗，還是「嗯不出來」。嚴重的話，可能還需要借助藥物（如瀉藥）或工具（如浣腸）協助，才能千呼萬喚「屎」出來！

其實，便祕並不會傳染，但是生活在一起的人，難免會因為類似的飲食習慣，而同時出現「嗯不出來」的狀況。

近幾年來，便祕儼然成為現代人常見的生理問題，而且年齡層還逐漸下降。有不少人因為習慣性便祕，而將這件事視為理所當然，反而不覺得是病症。壓根忘記定期定時的排便習慣，才是健康正常的狀態。

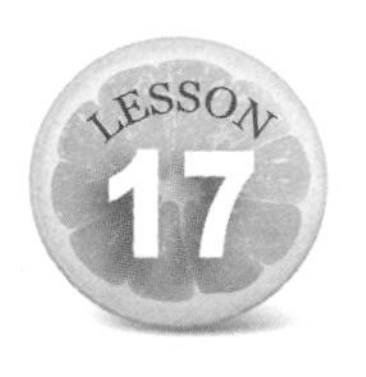

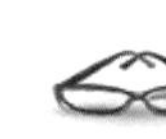

開啟便祕雷達，你『順便』了嗎？

食物吃下肚子後，未被消化的食物就會成為「廢棄物」，被推往肛門並排出。因此「是否正常排便」的次數與便量，可依自己所吃的食物來看，簡單一點說，就是吃多大多，吃少大少。另外，也會因個人體質不同，有一天1～3次，或二～三天1次的差異，都算是正常範圍。

當吃下肚的東西，沒有特別少，卻有以下狀況出現，且持續數日、數週、數月未能改善，就可能是「便祕」徵兆了。

- 無法維持正常、有規律的解便習慣
- 明明有便意，卻竭盡全力，仍徒勞無功
- 大完便之後，有種「沒排乾淨」的感覺
- 飲食或健康狀況無異，一週的排便次數卻少於2次

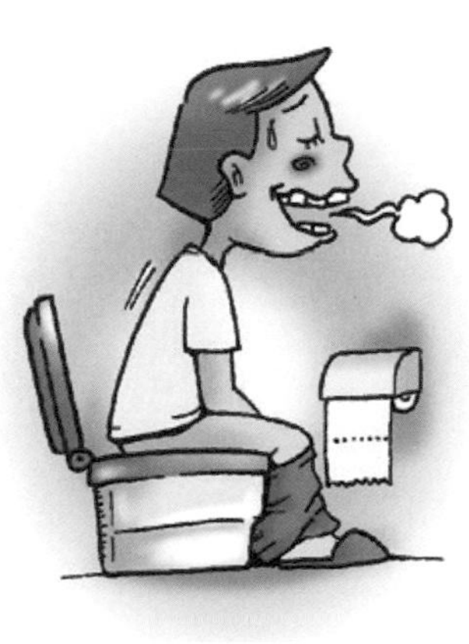

有便祕狀況時，可先求助醫生，確認是否為腸胃道疾病。如果排除腸胃毛病，又在服用完醫生開的藥物後，便祕狀況再次出現，就要懷疑：可能是「吃的東西」出問題了。

食物中的沒用物質——『膳食纖維』，搖身成為腸胃清道夫

膳食纖維（Dietary fiber）多半指存在於植物細胞壁及細胞內，不能被人體分泌的消化酵素分解的物質，雖和澱粉一樣，屬於醣類（碳水化合物），但由於鍵結方式不一樣，因此不能被人體消化，自然無法吸收利用，最後便跟著「廢棄物」排出體外。由此看來，膳食纖維似乎算不上營養，但它可是腸胃道的寶物呢！

TIPS 營養加分

「暫時性便祕」別緊張！

生活改變容易引發「暫時性便祕」。像旅行時不習慣家以外的馬桶、或野外活動時上廁所不方便，或大考、感冒等，都可能使排便不順暢。這類型的便祕不用太緊張，只要給點刺激（如東西多吃一點、喝優酪乳），就能恢復正常排便。

食物纖維分為「水溶性膳食纖維」及「非水溶性膳食纖維」兩種：

1 水溶性膳食纖維

會在水中被分散並膨脹，讓糞便容易排出，亦可增加腸道好菌、降低膽固醇、延緩血糖上升速度、降低飽和脂肪酸、增加飽足感。

2 非水溶性膳食纖維

可以增加排便量，抑制腸內壞菌滋生，及消除毒素、致癌因子。因無法溶於水，遇水即吸收，若水分補充不足，反而會「滿肚子大便」。

很多食物都是以上兩種膳食纖維兼具，其中又以蔬菜、水果的含量最為豐富，而豆類、穀物、堅果的非水溶性膳食纖維則含量較高。

「膳食纖維」不宜從單一食物中攝取，而是要多元攝取，而且必須天天（最好是餐餐）攝取。不只是出現便祕情形，當排便較乾燥、較硬時，也要察覺是否是膳食纖維的攝取量不足，並盡快補充。

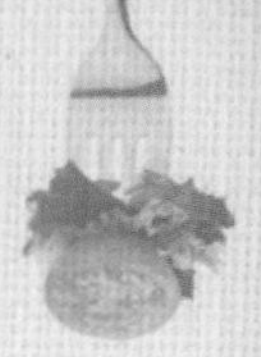

膳食纖維的７大好處！

1 加強咀嚼需求

讓食物能與唾液充分混和，
幫助消化

2 產生飽足感

延緩胃和小腸的排空時間，
避免剛吃飽又覺得餓

3 促進腸胃蠕動

減少糞便在腸道間
的停留時間

4 增加糞便體積

將膽汁酸和致癌性等有害物
質，排出體外

5 腸道益菌變多

增加腸道內益菌，並減少壞
菌與害菌

6 抑制血糖

防止飯後血糖飆升，
降低血中脂肪濃度

7 排出納離子

降低鹽分吸收，促使鈉離子
排出（有降血壓的效果）

▶ 膳食纖維可以促進消化、保持腸道健康。各類食物中，又以蔬菜、水果的含量較多，建議每日適量攝取，補充足夠膳食纖維量

膳食纖維的攝取——天然ㄟ尚好

膳食纖維的攝取量，大人、小孩有異，健康成年人每天約需攝取20～35公克；孩子（18歲以下）的建議量，則為年齡加上5公克。

由天然食物中攝取「膳食纖維」是最好的選擇。因為人工製造的纖維錠、纖維粉等食（飲）品，通常無法包含膳食纖維的所有好處，還多半添加糖、化學成分。一般來說，蔬果類、全穀類、豆類等植物性食品，多半含有膳食纖維；動物性食品（如肉類）則完全不含膳食纖維。這也是為什麼大部分「愛吃肉，不吃菜」的人，便祕問題總會特別嚴重。

唯有足夠的膳食纖維，才能使排便順暢，進而遠離腸胃道的疾病。因此，請務必在每一餐中，挑選3～5項含有膳食纖維的食物。提高膳食纖維的攝取量，便能有益於腸胃功能、促進排便、防止有害（毒）物質在體內長時間地停留。

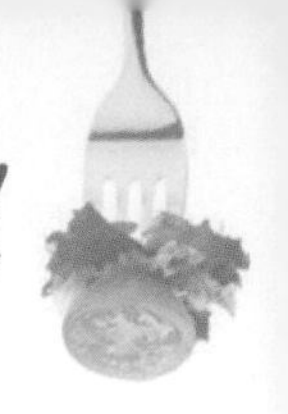

各類食物中，我尤其推薦高纖低熱量的菇蕈、海藻類，除了膳食纖維含量豐富，能維持消化道正常機能，也能讓大腸內環境提升（預防疾病），避免脂肪累積，像是木耳、香菇、金針菇、紫菜（海苔）、海帶（昆布）等食物，都是很不錯的選擇。

不想『嗯不出來』的聰明挑食法

由於飲食文化改變，外食族增加，大部分人的膳食纖維攝取嚴重不足，若以近期調查的數據來看，超過90％以上的民眾，每天攝取量僅15～20克，尚未達到建議攝取量的三分之二（以成人為例）。當膳食纖維攝取量不足、飲食習慣不良，便祕自然不易改善。若是不想繼續「滿肚子大便」，就馬上停止攝取破壞腸道健康的食物吧！

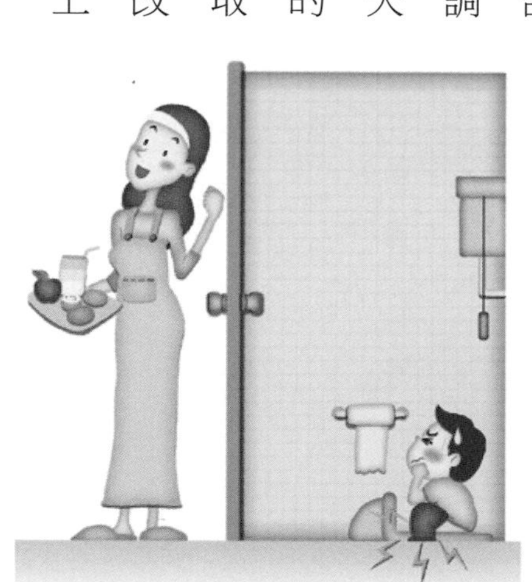

破壞腸道健康的 NG 食物 OUT!

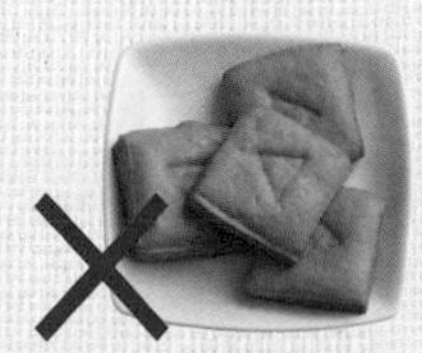

1 油炸、燒烤食物

高溫料理易使食物變質、營養素被破壞。且高熱量、低纖維，一來會使腸道蠕動變慢，引起便祕，二來還會導致肥胖

2 加工、醃製食物

醃製食品中的亞硝酸鹽、加工食品（例如罐頭）中的防腐劑、色素等，不但會增加壞菌，破壞腸道生態，還可能致癌

3 甜點、零食、泡麵

像是洋芋片、甜甜圈、泡麵等，為耐高溫、長保存、省成本，多含反式脂肪，不但危害健康，也會讓腸胃蠕動遲緩

4 刺激性食物

碳酸飲料（如可樂）中抑制細菌的二氧化碳，會危害腸道好菌。濃茶、咖啡、辣的醬料等刺激性食物，則會傷害腸道黏膜，影響機能

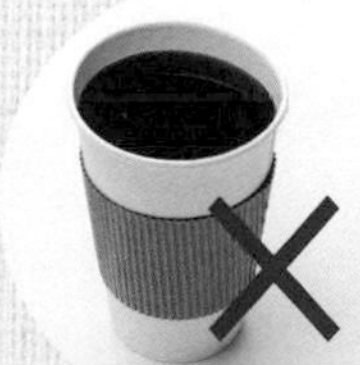

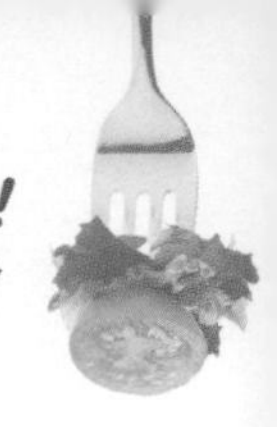

順『便』五字訣：按、喝、擺、食、解

按摩肚子，幫助腸蠕動

早晚揉腹，可促進腸道蠕動。利用早晨起床、下床前，和晚間上床之後，仰臥於床上的數分鐘，將左右手掌搓熱，以肚臍為中心，以手掌的寬度為範圍，先用右手的指腹，依順時針方向按揉腹部，約100～200圈，接著，再用左手的指腹，依逆時針方向按揉腹部，約100～200圈。每天持續進行這個步驟，對於改善便祕狀況很有效。

喝

喝溫開水、喝苦茶油

早上起床、潔牙後，空腹喝一杯大約500 ml的溫開水。讓水分迅速進入腸內，鬆軟糞便，以利排出。當然，平時也要多喝開水。若能接受油的味道，於早上起床空腹酌喝少許苦茶油，亦有利腸子蠕動。

擺 擺動腰部運動，早晚各一次

透過腰部的運動，按壓腹部腸道，增進蠕動功能，自然能促進排便、改善便祕狀況。首先，將兩腿分開站立，與肩同寬，接著雙手插腰，兩腿稍微彎曲（屈膝），站穩步伐後，以臀部為中心，扭轉腰部，順時針、逆時針兩方向各轉動100圈。建議早晚各做一次，效果更好。

食 食蔬果，攝取「膳食纖維」

有利於「通便」的食物，非富含「纖維」的蔬菜莫屬，如菠菜、芹菜等綠色葉菜類，或如海帶、地瓜等，也有不錯功效。另外，水果也是不錯的選擇，尤其以香蕉最佳，飯後水果吃香蕉，就能順便無虞。

解 養成定時解便的習慣

養成固定排便的時間，如每天吃完早餐後，就蹲廁所3～5分鐘，讓排便這件事養成習慣，身體漸漸就會記住「該解便」的時間點。

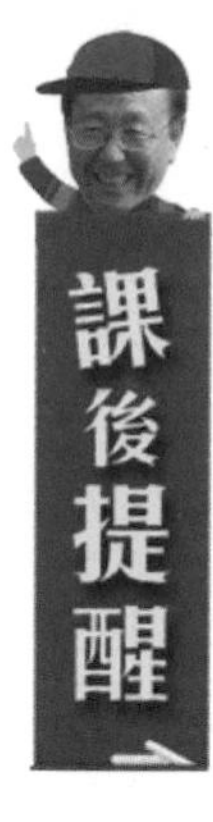

很多的研究報告指出，久坐或久站不動的人，罹患腸道方面疾病的機率比經常走動的人高出許多。若加上飲食以油炸、燒烤為主，蔬菜、水果攝取量偏低，飲水量又少，又不愛運動的話，更是高危險群！

「遠離便祕，也是遠離疾病。」調整飲食，建立正確的飲食模式與運動習慣，並避免殺手級的NG食物，多吃膳食纖維含量豐富的食物，這類食物不但能有飽足感，將口腹之欲降低，以避免過量飲食，導致肥胖，又可增加腸胃蠕動。此外，在晚飯後30分鐘，外出散散步、走走路，簡單活動活動，稍微流點汗，還可以促進身體的代謝喔。

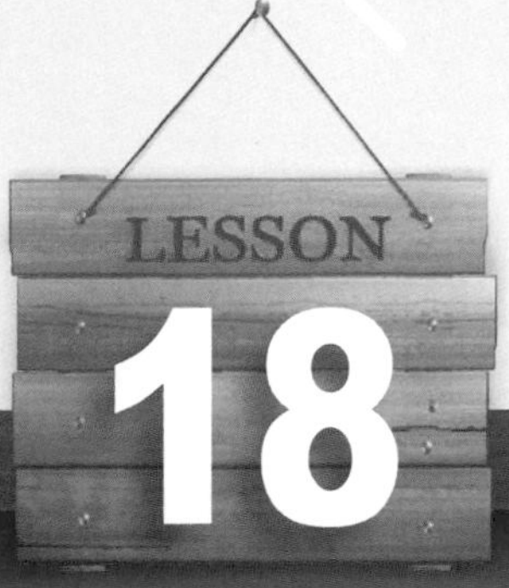

胃就像個無底洞，一天到晚吃個不停？

「瘦體素」的濃度，關乎「飢餓」出現率

小濱是一個即將升國小的大班學生。平常放學由阿嬤照顧的他，近幾個月來，似乎「胃口大開」，飯吃得又快又多。本來阿嬤還很開心，覺得「能吃就是福」，最近卻愈來愈擔心。

因為，小濱不只三餐吃得多，餐與餐之間的零食也不吃停，此外，幼兒園的老師還跟阿嬤反應，小濱吃點心的時候，總是吃很又急又快，而且還會要吃第二份、第三份……。

當家長的人，偶爾不免會出現的矛盾心情：擔心小孩胃口不好，小鳥胃，食量小，導致營養不良、長不高。又擔心小孩胃口太好，食欲大暴走，食量無上限，導致營養過剩，長胖不長高，對成長有害無益。

偏偏真的有人就像小濱這樣，明明三餐正常吃，依舊抓著點心、零食吃不停，還常常喊「肚子好餓」！

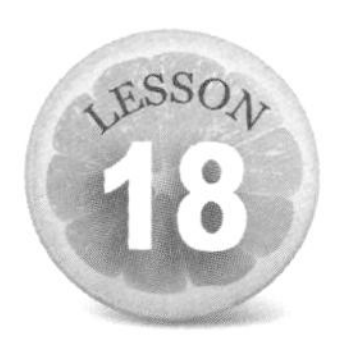

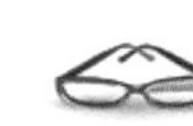

瘦體素是控制『想吃』的關鍵

人多半會有「抑制飲食欲望」的能力，而這種能力來自於一種脂肪激素——「瘦體素」（Leptin）。瘦體素是一種特殊的蛋白質，所以也稱為「瘦體蛋白」。無論是孩子、成年人、老年人，每個人的脂肪組織都會製造「瘦體素」。

「瘦體素」的濃度高低與飲食欲望成反比。體內瘦體素濃度增加，便使「飽食中樞」作用，產生飽足感，自然會停止吃。反之，當瘦體素濃度降低，人的「進食中樞」發出訊號，就會有「想吃」欲望。

瘦體素的主要功能，正是向大腦反應體內脂肪貯存的狀態。當體內脂肪量增加（如進食時），脂肪細胞就會釋放瘦體素，通知大腦「抑制食欲」，減少進食。當身體燃燒脂肪、脂肪減少（如運動時），瘦體素濃度降低，大腦就會接收到「飢餓」的通知。**瘦體素可以說是控制「吃」的關鍵**。

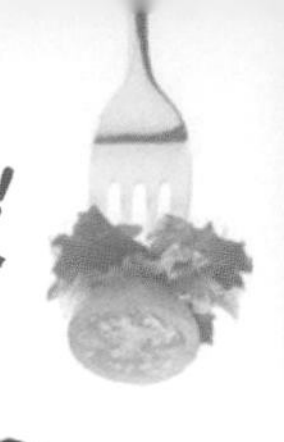

細嚼慢嚥，有效維持『瘦體素』最佳濃度

現代人生活忙碌，吃飯趕趕趕，三口併兩口，沒幾分鐘就扒光碗裡的飯了。**「狼吞虎嚥」的飲食習慣，不但會消化不良，還會影響瘦體素正常分泌，也會使「飽足感」的察覺較緩慢**。這會讓人明明已吃下足夠食物，仍有「還沒有吃飽」的錯覺。一旦這樣的飲食模式養成習慣，便容易在不知不覺中，吃進過多的熱量與脂肪。

為了使「瘦體素」發揮最佳效果，首要步驟就是——吃東西的速度。吃東西的速度宜慢不宜快，不論吃什麼東西，請延長每一口食物在口中停留的時間，仔細咀嚼至少30下再吞。

當大腦的飽食中樞接收「已吃進食物」的訊息後，會促使身體自動分泌一系列激素，包括瘦體素、膽囊收縮素等。這些激素通常等飽食中樞接受刺激（即「已進食」訊息）20分鐘後，才開始分泌。如果吃太快，飽食中樞便來不及在第一時間反應，便容易吃撐了還不自覺。

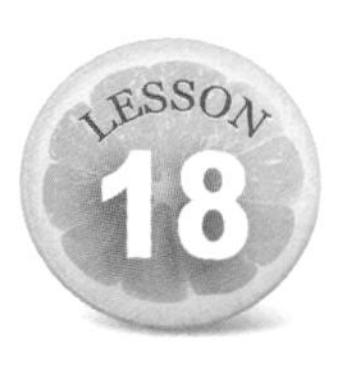

除此之外「細嚼慢嚥」還能提高食物吸收率，一旦身體吸收較為充分的營養，吃東西的欲望也會跟著降低，胃就不會像無底洞，整天吃個不停，當然，也就不會對垃圾食物朝思暮想。這樣一來，即可免去內臟累積多餘脂肪，或腸胃中積存過多的毒素了。

吃對順序，瘦體素才能適時發揮效果

配合各類食物的消化時間，來安排進食的順序，也很重要。做好飲食順序的管理，更能有效掌握「吃的欲望」。

在第7堂課已提過，各類食物（營養）因組成的成分不同，所需的消化時間也會不一樣。**依食物的消化速度，我們可以決定吃多或吃少、先吃或慢吃。**

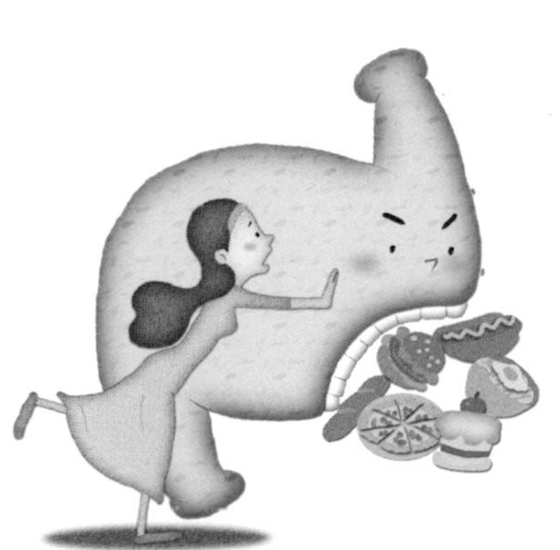

◀習慣以狼吞虎嚥、囫圇吞「飯」的模式吃東西的人，往往吃得快，餓得也快，就好像胃破了洞似的，永遠裝不滿（吃不飽）

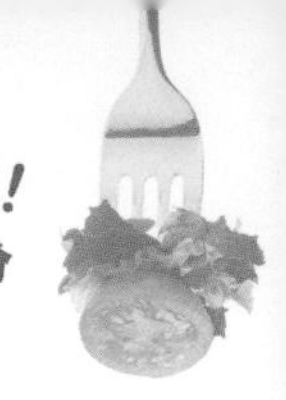

1 食物消化歷時長，適量攝取，負擔小

食物在胃裡的停留時間，決定於食物的組成成分。非根莖類的蔬菜，像是小白菜、波菜等，消化時間較短，多吃一點並無妨。雞、鴨、牛、羊等肉，皆屬於動物性蛋白質，吃下肚後，得先經由胃部攪拌成粥狀，才能送到小腸進行營養吸收，消化時間長，吃多會增加消化器官的負擔，所以建議適量攝取就好。

2 消化慢，飽足感消失慢，先吃；消化快，飽足感消失快，後吃

把握一個簡單的原則——「消化慢的先吃，消化快的後吃」。將眼前食物分門別類，並依**「蛋白質→蔬菜類→水果類」**的先後食用。

蛋白質

▼

蔬菜類

▼

水果類

由於脂肪、蛋白質類食物，能促進瘦體素濃度升高，讓降低食欲的飽食中樞，在三餐飯後發揮作用，並在餐與餐之間維持飽足感。如果只吃蔬菜、水果，瘦體素濃度難上升，會讓引起食欲的進食中樞，在餐與餐間不斷地發出訊息，人就會因為「感覺沒吃飽」而一直想「繼續吃」。

所以，別以為吃東西順序，無關痛癢。順序對了，不但能讓食物在體內完整消化，還能避免在非用餐時間，提早產生「飢餓感」，因而吃下太多零食或點心，導致正餐吃不下、消化不良，卻零食不離口的惡性循環。

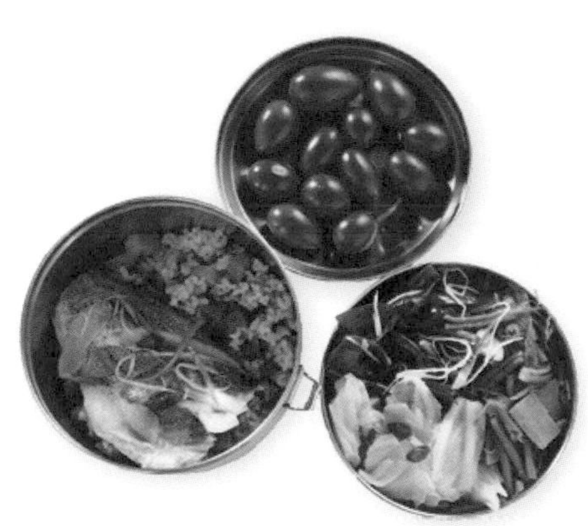

◀一拿到食物先別急著下口，透過先前幾堂課的營養學概念，將眼前的食物分門別類，並依照「蛋白質→蔬菜→水果」的順序，搭配優質澱粉食用

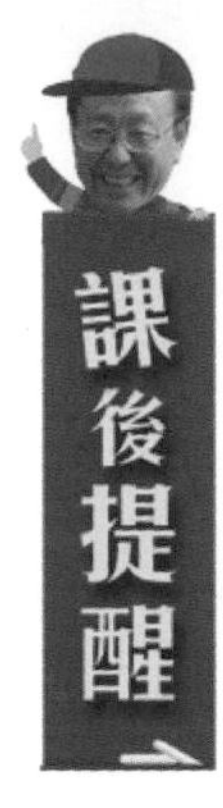

英國BBC(國家廣播公司)曾報導過「吃不停」問題，但專家並無直接斷言這類情況是一種「病」，畢竟，食量不只與個人胃口有關，更會因為平日養成的飲食習慣，或父母教養而受影響。由此看來，若非小胖威力症(一種病狀為「飲食失控，拚命地吃」的罕見疾病)引起的「吃不停」狀況，「胃口爆走」現象其實有跡可循。

「習慣」是經由長時間養成，想調整、導正都急不得，若馬上修正為「現在不能吃」、「這個不能吃」也不太好。所以，不如學習正確的營養概念，一邊熟悉相關知識，一邊修正飲食方式，循序漸進地吃出健康。

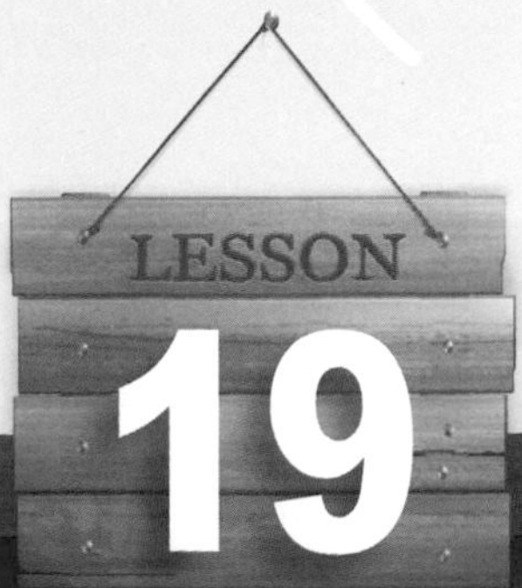

LESSON 19

小時候胖就是胖！60%胖小孩長成胖大人

用「基礎代謝率」計算每日應攝取「熱量」

食欲特好的小智從小胖嘟嘟，爸媽覺得「小時候胖不是胖」，長大「抽高」就瘦了。不過，小智直到國小要畢業，都沒有要抽高的跡象。

為了不讓國小被排擠的情況重演，即將升上國中的暑假，小智刻意節食，早上吃完一個蛋餅後就「封口」。持續兩個月下來，狂瘦15公斤。

開學後，小智朋友多了，心情好了，也「恢復」大吃大喝了。半年不到15公斤通通「吃」回來。於是小智計畫在寒假時，如法炮製……。

「小時候胖，不是胖！」只是一句安慰的話。根據衛福部國健署抽樣調查結果，42～63%的胖小孩，會一路胖到成人，肥胖青少年長成胖大人的機率更高達70～80%。所以，別以為「年輕就是本錢」，肥胖對健康造成的風險是不分男女老少的。學會計算自己的「基礎代謝率」，不只對減重有幫助，還能掌握熱量攝取，對後續體重控制也很有幫助。

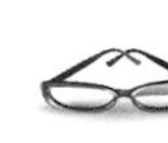

『基礎代謝率』是維持生命的最低熱量需求

「基礎代謝率」是什麼呢？

簡單來說，基礎代謝率（Basal Metabolic Rate，簡寫為BMR）指的是「人在靜止不動的狀態下，身體所會消耗的熱量」，也就是「以『維持生命』為前提，一個人必需消耗的最低熱量」。

也許有人感到疑惑，「身體明明沒在動，需要熱量嗎」。當然，別忘了身體的活動不光是眼睛看得到的，體內的器官、組織、細胞等，也正為了維持生命機能，無時不刻在活動著，呼吸、心跳、氧氣運輸……，都需要消耗熱量。所以，即便整天都在睡覺，也需要補充足夠熱量。

提高身體的基礎代謝率，一天下來，消耗的熱量就多；相反的，如果基礎代謝率持續低落，所需消耗的熱量少，便容易以脂肪形式儲存不被需要的熱量，未來身材走樣的可能性就比較大。

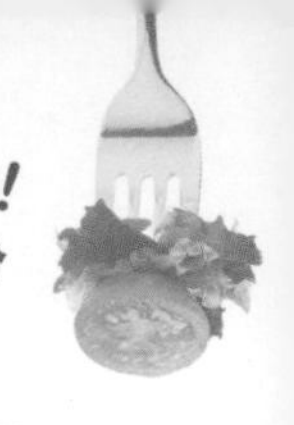

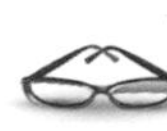

人的『基礎代謝率』，因年齡與活動量有差異

「基礎代謝率」幾乎占了人體大部分的熱量消耗。一般來說，「基礎代謝率」男性高於女性，活動量大高於活動量少，此外，基礎代謝率還會隨年齡增長，逐漸下降。嬰兒期的基礎代謝率最高，至兒童時期會下降，成年後趨於穩定，在18～25歲期間，基礎代謝率次高，25歲開始，會以每10年約5～10％的比率，明顯下降。

基礎代謝率較好的人，就算1、2天偷懶，少動一點，身體也很少因此有熱量囤積。若換成基礎代謝率較差者，則相反。這也是為什麼大部分的人，在25歲過後想瘦身，比起學生時代，困難度大幅提升；或愈接近40、50歲的年紀，鮪魚肚養成、下盤變穩、腰腹肥肉軟趴趴，中年發福，身材大走樣來的措手不及，想要改善卻難如登天。

基礎代謝率變差的最常見主因，是「長期處於低熱量供給之下」。這種情況，會讓身體啟動自我保護機制——節省能量消耗，以維持心跳、呼吸等生理現象。若持續如此，基礎代謝率就愈降愈低。

很多人為了瘦身，刻意節食、餓肚子、不吃東西，雖然，的確會因為攝取熱量銳減，在短時間內快速讓體重降低，卻往往在正常飲食後，馬上復胖，而且這種復胖是「無極限」的，很多都會一路胖回節食前的體重，並繼續攀升。

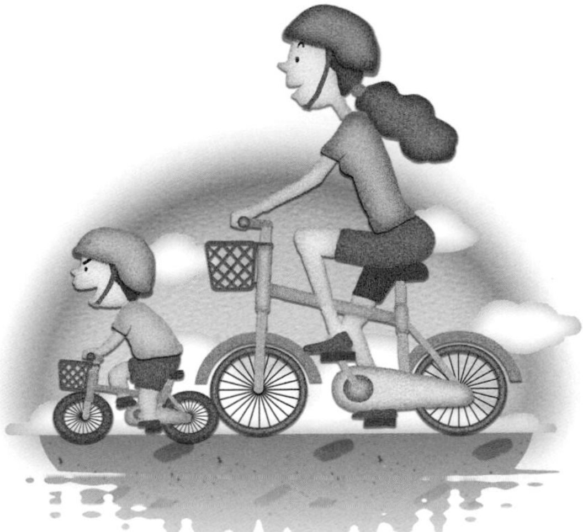

◀養成運動的習慣，提高基礎代謝率，就比較不容易隨著年紀增加，逐漸變胖

懶骨頭的生活模式：能站就不走，能坐就不站

若堅持「能不動就不動」的原則，基礎代謝率也會慢慢向下沉淪。別小看一個「站立」的動作，光是這個簡單的動作，就能讓基礎代謝比「坐」時略為加速與提升。這也是為什麼很多人都在強調「要活就要動」，養成運動習慣，就是提高基礎代謝率的不二法門。

心情常常晦澀，生氣永遠比快樂多

心情差往往會影響食欲，有的人還會以大吃大喝來發洩，但以吃來紓解壞情緒，往往揮之不去「吃完後悔→心情差→大吃發洩」的惡性循環。調整心境，讓好情緒帶動腦內啡分泌，幫助身體運作、促進循環。利用深呼吸，也可幫助體內脂肪燃燒，讓熱量不囤積。

讓『基礎代謝率』退步 4 狀況！

長期攝取低熱量，以為餓了就是瘦了

別以為肚子餓就代表正在瘦，其實，餓一段時間之後，身體就會習慣以較少熱量來維持運作，一旦恢復正常飲食，即使食量和節食前差不多，也會因為「基礎代謝率」被身體向下修正，而有多餘熱量囤積體內。如此一來，不但體重起起伏伏，還會造成營養失衡。

白開水不喝，飲料一口接一口

足夠的水分，除了有助於體內循環，也對提高基礎代謝率大有幫助。建議健康的人，每天至少要喝 2000 C.C. 的水，而且要喝「白開水」，不要以為喝含糖飲料、果汁、湯、酒等，能代替「白開水」，這些「非水飲料」，只會讓人喝進更多糖分、熱量、鈉，囤積脂肪、愈喝愈胖。

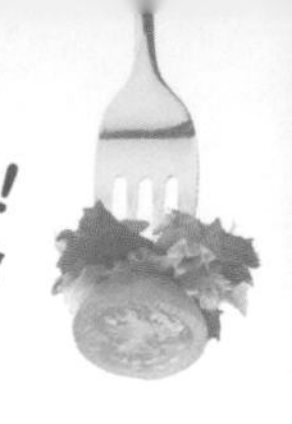

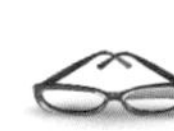

學會基礎代謝計算法，變成易瘦體質不是夢！

不論是年齡、性別、身材、活動量的多寡、工作內容等，都是會影響基礎代謝率的因素。

所以，即便是相同年紀的人，可能會因為男女有別，而有不同的代謝率；相同性別的人也會因為活動量不同，基礎代謝率有所差異。唯有依照自己的狀況，算出自己的基礎代謝率，才能避免在飲食時，攝取的熱量超標或不足。

試著依循下列步驟，就能簡易計算出自己的基礎代謝率：

步驟1 依「性別」算出基礎代謝率（A）

- 男性：體重（kg）X 1.0 X 24（hr）
- 女性：體重（kg）X 0.9 X 24（hr）

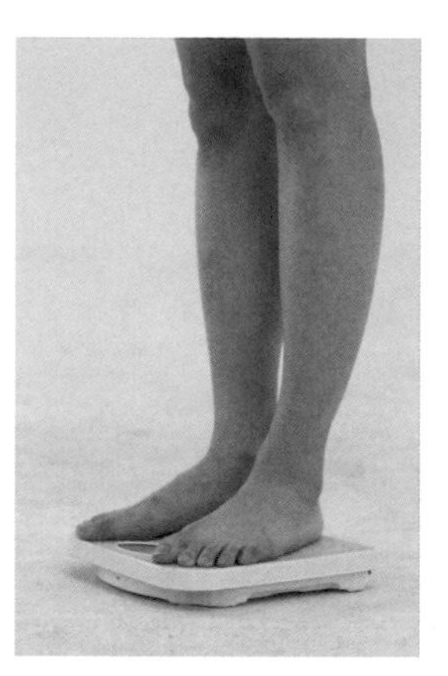

◀利用自己的體重與實際活動量，就能算出個人更確切的「基礎代謝率」，這將可以協助你攝取最適當的熱量

步驟2 依「活動量」算出活動應增加量

（B＝A X 活動係數）

步驟3 結合1＋2，算出自己每日需求熱量（D）

A：基礎代謝率（算法參考1）

B：基礎代謝率x活動係數（算法參考2）

C：（A＋B）x10％

D：A＋B＋C＝每人每日所需熱量

活動量係數表

係數	身體的活動狀況	類型	係數	身體的活動狀況	類型
0	一整天躺著不動	完全不動型	0.55	每週運動約3～5次	中度運動型
0.2	幾乎很少或沒運動	坐一整天型	0.725	每週運動約6～7次	重度運動型
0.375	每週運動約1～2次	輕度活動型	0.9	每天劇烈運動或重勞力工作	體力勞動型

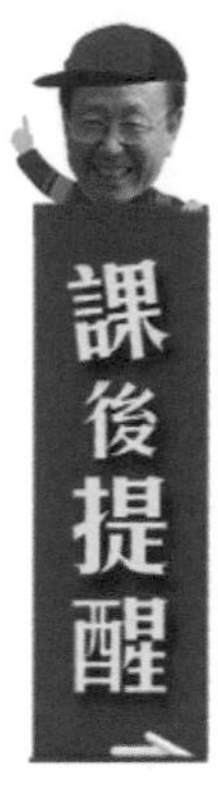

課後提醒

根據報導指出，小時候胖（尤其是兒童與青少年時期）通常與家長脫不了關係，這絕對不是「牽拖」，除了少部分是遺傳，從小養成的不良飲食習慣，絕對是造成肥胖的凶手。隨處可得可吃可買的高糖分、高熱量、高脂肪的食物，更是為身上的肥肉，助長聲勢。重要的是，「肥胖」不只威脅健康，也會因為動作慢、易流汗、刻板印象等影響人際關係。

計算「基礎代謝率」，學會攝取最適當熱量，足以維持生理運作，又能避免多餘熱量的囤積，是我很推薦的減肥方式，也是我維持體重的方法。若不想一路胖下去（或中年發福），不妨提高自己的「基礎代謝率」，就能在輕鬆享「瘦」、不復胖之餘，還能養成令人稱羨的不易胖體質。

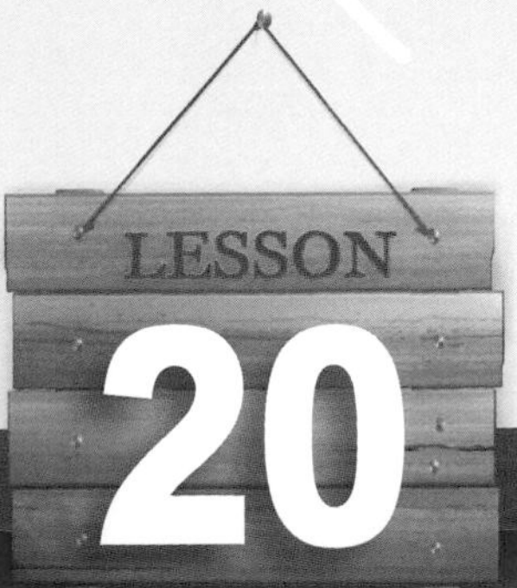

外食如何選、如何搭配，才能享瘦又健康？

遵循「35921」原則，均衡飲食打倒體脂肪

許多家長以為「能吃就是福」，尤其針對「發育階段」的孩子，似乎更有藉口讓他們大吃大喝。除了不去禁止孩子的不當飲食外，跟著「撩落去」的大人也不在少數，或者有些根本是大帶小，一起走向不健康飲食的境界。當全家都任性地大啖甜點、零食、飲料、炸雞、薯條，總覺得吃一點點沒關係，卻沒想過這一天一點點的累積，就是扼殺健康的凶手。

有些人容易嘴饞，對零食、飲料、油炸物的欲望，難以控制——「管它健不健康，先吃了再說」。久而久之，就算肥胖沒有找上門，健康也會離家出走。為了體態與健康著想，飲食需要把關。我建議，最直接的方式，就是執行「３５９２１」飲食原則，而且要邀身邊親友一起總動員，互相激勵、彼此監督，效果肯定更加分。

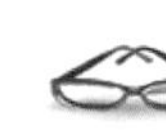

減肥減到營養失衡，小心溜溜球效應

現代人注重吃，尤其一經電視、網路、媒體發酵，即使烈日（或豪雨）當頭、排隊排很久，也心甘情願，為的就是品嘗眾人「激推」的餐點。一旦人氣美食端到面前，便「全盤接受」——吃光光。

只是，大部分吃進肚子的是高油、高糖、高溫調理等過分精緻的食物，以致造就許多體重超標的大人與小孩（包括曾經的我）。發育階段的孩子「只長肉，不長高」；或大學生和剛出社會的上班族，身材像歐吉桑、歐巴桑；或明明才剛過25歲，福態就已經爬上身……，這些，是不是都讓你感覺心急如焚呢？

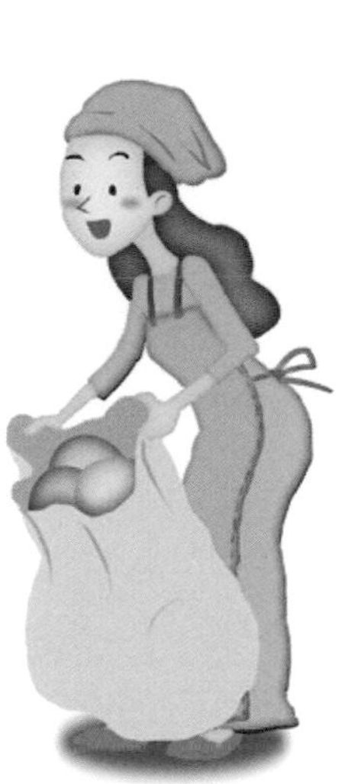

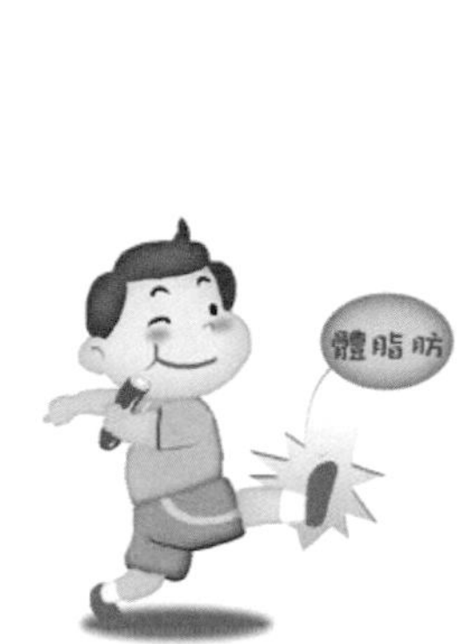

為了「消除肥肉，打倒體脂肪」，恐怕很多人用過以下錯誤方式：

☒以為「不碰脂肪類食物，體內脂肪就不增加」

☒斤斤計較熱量的攝取，以為「低熱量就會瘦」

☒不吃澱粉，只吃肉，以為「蛋白質多就會長肌肉」

☒過5（點）不食，晚餐不吃，以為「有餓就會瘦」

☒水果、蔬菜卯起來吃，以為「沒吃肉就不會長肉」

☒……

口耳相傳的「減胖（肥、重）法」不勝枚舉，代謝較快的人執行後，立即看見成效者大有人在，但這些方法，雖然可以快速瘦下來，要復胖時，也會像吹氣球一樣，咻一下又回到原本的模樣，甚至，開啟不當減肥與復胖的循環，導致體重忽高忽低的「溜溜球效應」。「營養失衡」不但不能健康瘦，若用在處於發育階段的兒童與青少年，過度限制飲食，恐怕會導致部分營養攝取不良，以致影響後續的成長。

飲食牢記35921，健康享『瘦』不復胖

過去，我也曾經飽受肥胖之苦。

那時的我，由於工作量增加、應酬變多，三餐不正常之餘，又愛吃零食、宵夜，身高168公分的我，體重從維持多年的72公斤，短時間內爬升到84公斤，不但高血壓纏身，還有睡眠呼吸中止症。

面對愈來愈棘手健康問題，讓我在二〇一〇年初，下定決心改善爛體質。我努力K書，請教專業，最後藉由「35921」飲食守則，在4個月內甩掉17公斤，至今超過5年，仍然維持標準體態，完全無復胖。

▼導正錯誤的飲食方式，把握「35921」原則，讓我成功瘦下來，重拾健康。2010年4月至今超過5年，仍不曾復胖

Before
84公斤

After
67公斤

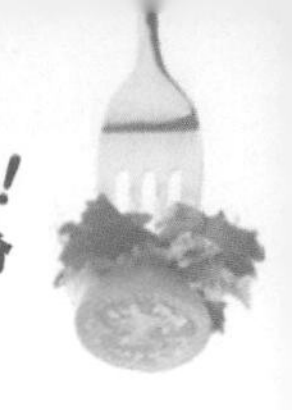

不管胖大人或胖小孩，我都建議用「35921」口訣，提醒自己吃的健康、吃的均衡，這將能建立規律、正確的飲食習慣。試著執行幾個月，應該就能看到明顯成效——不只體態變輕盈、精神也會變好。熟記口訣，未來不再胖下去。

3　只吃3餐，拒絕正餐以外的食物誘惑

（先吃蛋白質，再蔬菜，最後吃水果，八分飽剛好。若無立即減肥需求，可以搭配優質澱粉食用）

5　餐與餐之間，一定要間隔5小時

9　晚上9點前吃完晚餐，絕不吃宵夜

2　一天最少喝 2000 C.C. 的白開水

1　每天早餐之後，吃1顆「蘋果」

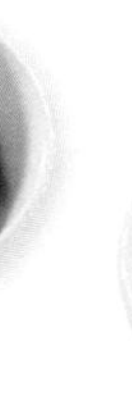

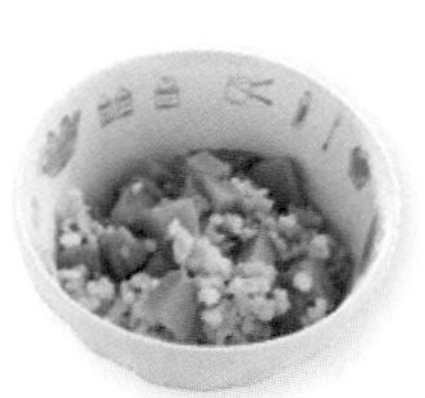

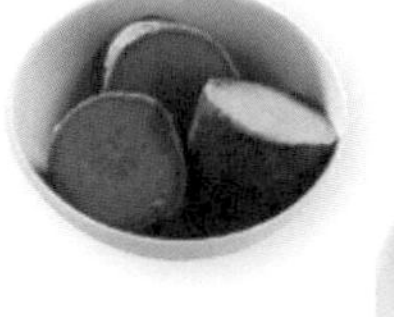

◀比起精緻白米飯，選擇五穀飯、糙米飯、蒸地瓜、五穀飯等優質澱粉類主食，不但高膳食纖維，還能防止進食後血糖迅速飆高

自助第一，便利第二，外食也能健康吃

近年來，「外食族」人口愈來愈多，不光為了三餐，也有為了口腹之欲——享受美食。於是，不分大人、小孩、學生、上班族，通通加入外食行列。面對琳瑯滿目的外食選擇，別說小孩了，就連大人也不免迷失方向。你可知道，照單全收，恐怕會吃光健康本錢。

那麼，如何有效貫徹均衡飲食、避免健康扣分呢？我建議把握3大原則：

原則 1 每天都要吃足6大類食物

原則 2 避免油炸、燒烤類的料理

原則 3 拒絕多油脂、高糖分食物

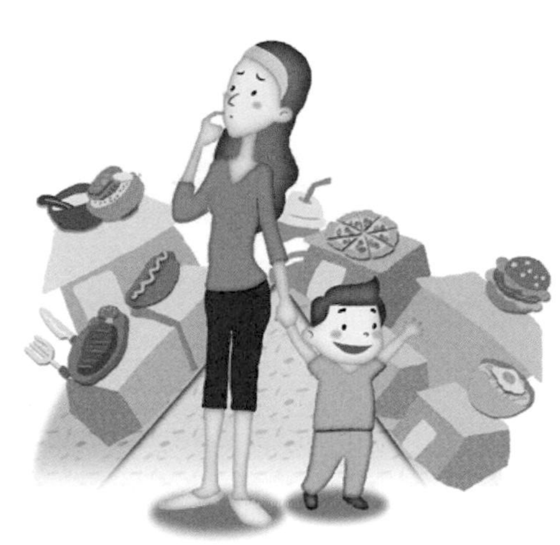

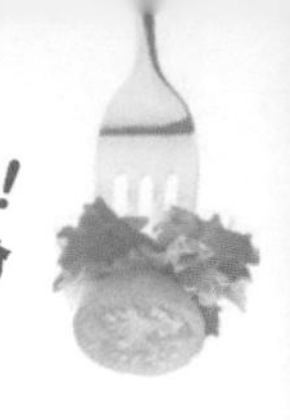

外食時，我通常會把握**「自助第一，便利第二，謝絕速食」**的基本模式。

「自助餐店」是我外食的首要選擇。除了白飯，可以選擇有五穀、糙米飯的店家，偶爾，也能改以地瓜、南瓜等根莖類為主食。當然，別忘了要搭配各色的蔬菜與菇類，並加上簡單烹調的蛋、豆腐、魚、肉等，讓營養的攝取更加均衡。

若附近沒有自助餐，或想換個口味，我就會選擇**「便利商店」**。參考食物的卡路里和營養成分，用心挑對身體負擔較輕的食物，例如，除了白飯，搭配關東煮的豆腐、蘿蔔、菇類、水煮蛋，及冷藏的生菜沙拉（搭和風醬優於千島醬）、水果。

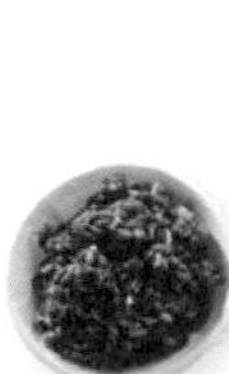
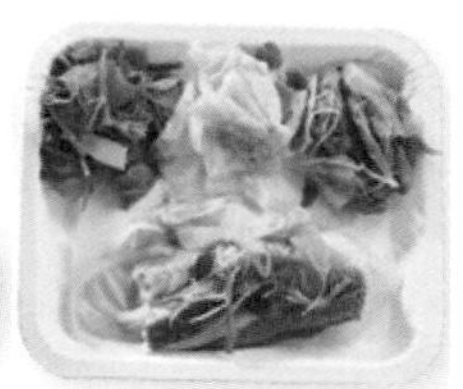
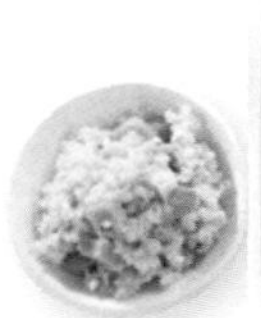
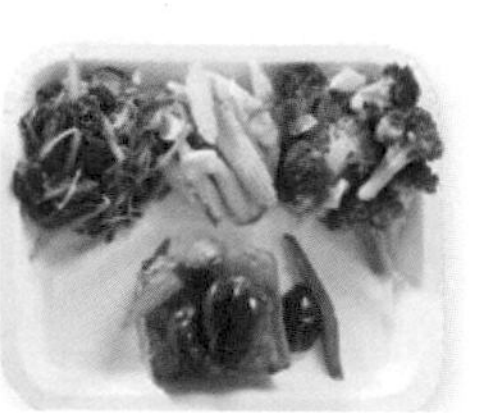

▲「自助餐」的菜色多，正確挑選，可以均衡營養所以，成為我外食時的第一首選

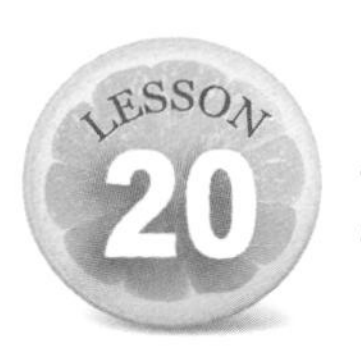

第三個選擇才是**「麵店」**。為了避免攝取多餘的熱量，務必謹記吃麵少喝湯，盡可能選擇調味簡單的麵食，如「榨菜肉絲麵」優於「奶油雞肉焗烤麵」，也建議以「傳統麵店」為主，如此一來，還能加點燙青菜、皮蛋豆腐等，補足一餐所需營養。

對於「速食」，我是絕對止步的。畢竟，高溫油炸過後的肉類與蔬菜，不只營養價值大打折扣，還會把多餘的油脂吃下肚。

總之，不管外食哪裡吃，最起碼要有基本概念：

- 蛋白質、蔬菜、水果，三者缺一不可
- 一餐的蛋白質與脂肪，比例不要超過40%
- 一餐醣類（蔬果及澱粉類），則可占60%
- 盡量選少油、少鹽、少糖、少加工、新鮮的食物

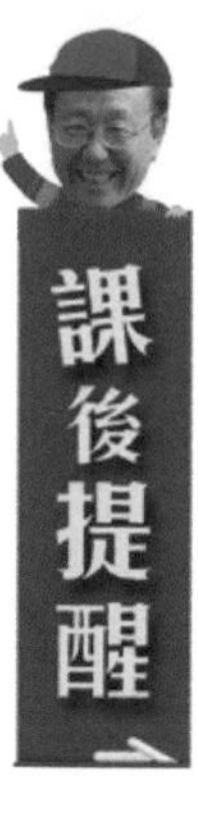

執行「35921」的原則，目的在於建立良好的飲食習慣，並養成「對的時間，吃對的東西」，減少額外飲食的態度。

當必須外食時，選擇的店家也很重要，記得善用「35921」口訣，時時提醒自己，維持三餐均衡、分量一致、不偏食。

不過，擁有錯誤飲食模式的人，想在短時間內，把原有的外食模式、消費習慣，全部「砍掉重練」，是有難度的。唯有懂得健康與營養的關聯性，才會願意一步一步地慢慢被導正。

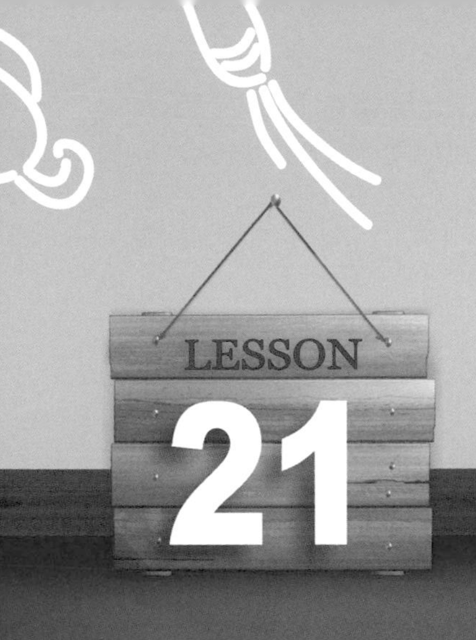

課後強化班（一）

如何正確幫助孩子完整生長發育？

辨別飲食、睡眠特性，
吃出全身好體質，快高長大

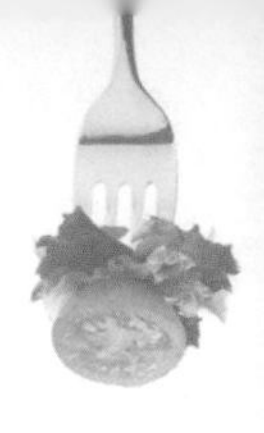

「望子成龍、望女成鳳」為人父母自然都希望孩子能夠長高、長壯、長智慧、長美麗……關鍵則是怎樣替孩子正確補充鐵質、蛋白質、白蛋白等營養素，還有維持正確的睡眠和生活習慣。本強化課針對這些營養素、睡眠習慣和飲食跟大家補充說明。

為什麼需要補鐵？補鐵吃什麼最好？

鐵是人體內非常重要的礦物質，與血清素和多巴胺有關聯。血清素和多巴胺都是一種神經傳遞物質，血清素在身體中扮演著調節情緒、睡眠、食慾、記憶和學習等方面的重要角色。此外，血清素還可以調節腸道運動，維持腸道的正常運作；多巴胺在身體中的作用很多，包括調節情緒、激勵、動機和獎賞。多巴胺還可以幫助調節運動和協調肌肉運動，並參與身體免疫和疼痛調節。

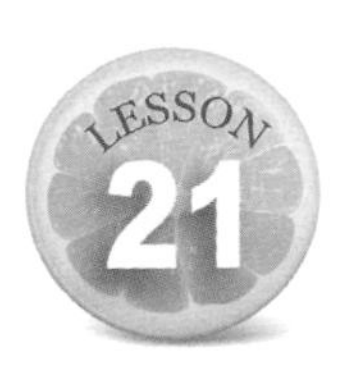

正常水平的血清素和多巴胺可以幫助維持身體的正常功能和情緒健康，然而，過高或過低的血清素和多巴胺水平會與許多疾病相關，例如抑鬱症、焦慮症、注意力不足過動症、帕金森氏症等。因此，保持身體健康的最佳方式是通過均衡的飲食、運動和正確的睡眠，來維護健康的血清素和多巴胺水平。

鐵是製造血清素和多巴胺這些神經傳遞物質所必需的一種元素。具體而言，鐵是血紅素和肌紅蛋白的主要組成成分，這些蛋白質負責將氧氣運輸到身體各個組織和器官中，當身體缺乏鐵時，紅血球數量減少，血紅素和肌紅蛋白的製造也會降低，進而影響到身體的各種功能，包括心臟、肌肉和神經系統等。

因此除了孕婦容易缺鐵需要補鐵，一般人也不能缺鐵。缺鐵的症狀有哪些？每天鐵質攝取量應該多少？以下逐一說明。

1 缺鐵的症狀：一般人缺鐵的症狀包括疲勞、頭暈、易怒、心慌、呼吸困難、頭痛等，而對於孕婦和哺乳期婦女，缺鐵會對胎兒或嬰兒的發育產生負面影響。

② **鐵質攝取量**：每天建議的鐵攝取量因個人情況而異，相關建議如下表：

年齡及性別	每日建議攝取量
1至3歲	7毫克／天
4至8歲	10毫克／天
9至13歲	8毫克／天（男孩）；15毫克／天（女孩）
成年男性	約8毫克／天
成年女性	約18毫克／天。懷孕期間，建議攝取更高劑量的鐵，具體數字會有所增加，請根據孕婦指南進行調整。

另外，補鐵雖然重要，但鐵質攝取過多也有副作用，過與不及都不妥。

下面提供十五大含鐵食物。

① **紅肉**：通常指含有較高脂肪含量的牛肉、豬肉、羊肉等有高量的血紅蛋白和鐵元素。

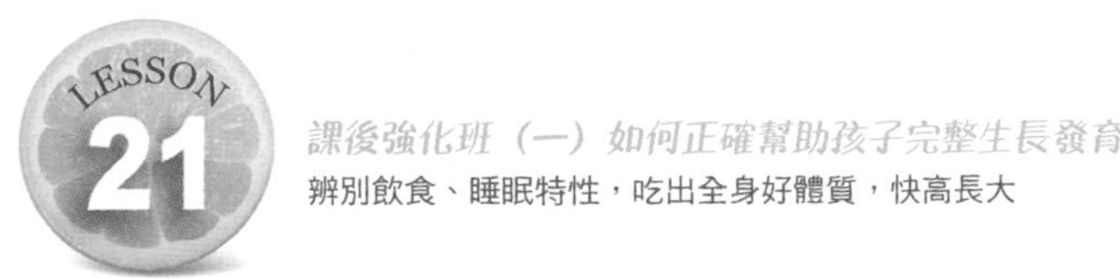

2 **肝臟**：肝臟是含鐵最多的食物之一，尤其是牛肝。

3 **蛤蜊和貽貝**：蛤蜊和貽貝是富含鐵的海鮮食品。

4 **菠菜**：菠菜是著名的含鐵蔬菜之一，同時富含維生素C和葉酸。

5 **綠豆**：綠豆富含鐵、蛋白質和維生素B。

6 **紅豆**：紅豆含有大量鐵和蛋白質，同時還富含葉酸。

7 **瘦肉**：瘦肉是指脂肪含量相對較低的雞肉、火雞肉和魚肉等，含有的大量鐵元素，同時也是高質量蛋白質的來源。

8 **芝麻**：芝麻富含鐵、鈣、鋅和維生素E。

9 **雞蛋**：雞蛋是富含蛋白質和鐵的食品之一。

10 **枸杞**：枸杞含有豐富的鐵、鋅和維生素C。

11 **燕麥片**：燕麥片富含鐵和葉酸，是營養豐富的穀物。

12 **堅果**：杏仁、開心果、腰果等堅果富含鐵、蛋白質和脂肪酸。

13 **豆類**：豆類中含有豐富的鐵質，如黑豆、豆腐、豆漿等。

14 **穀物**：燕麥、小麥胚芽、糙米等穀物中也含有一定量的鐵質。

15 **綠葉蔬菜**：菠菜、芹菜、蘆筍等綠色蔬菜中也含有一定量的鐵質。

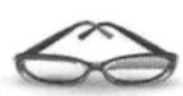

胺基酸和白蛋白有什麼不同？對健康有什麼幫助？

胺基酸和白蛋白是兩個不同的概念，我們來分別講解。

TIPS 營養加分

鐵質也有兩種：動物源鐵和植物源鐵

補充鐵對於身體健康至關重要，因為鐵是血紅素和肌紅素的組成部分，這些物質在血液中運送氧氣至全身各部位。鐵的缺乏可能導致貧血，表現為疲勞、頭暈、心悸等症狀。

鐵質一般有動物源鐵和植物源鐵兩種鐵，前者是易吸收的血紅素鐵，後者則是較難吸收的非血紅素鐵。富含血紅素鐵的食物有牛肉、雞肉、豬肉，以及魚類，尤其是深海魚等動物性食品；至於富含非血紅素鐵的食物有豆類和堅果、全穀類（糙米、全麥麵包），以及菠菜、羽衣甘藍等綠葉蔬菜。

另外，為了提高鐵的吸收，同時還必須攝取富含維生素C的食物，如橙子、草莓、番茄等，可以促進非血紅素鐵的吸收。選擇多樣化的食物，確保足夠的鐵攝取，有助於維持身體的正常功能。如果有補充鐵的需求，建議在醫生或營養師的建議下進行。

胺基酸是構成蛋白質的基本組成單元，蛋白質在身體中扮演著非常重要的角色，例如：

1 **建構身體組織**：蛋白質是組成肌肉、骨骼、皮膚等身體組織的重要成分。

2 **傳遞訊息**：許多生理過程需要蛋白質扮演訊息傳遞的角色，例如荷爾蒙、酵素等都是蛋白質。

3 **輸送物質**：血液中有一種蛋白質叫做血清蛋白，它負責輸送荷爾蒙、脂肪等物質到身體各處。

而白蛋白則是一種常見的血漿蛋白，它是由肝臟合成的一種蛋白質，是身體內最豐富的蛋白質之一，因此它在多種身體系統中扮演著重要角色，具有以下功能：

1 **維持血漿滲透壓**：白蛋白是血漿中最主要的蛋白質，它可以幫助維持血液中的滲透壓。滲透壓是指血液中分子和離子的濃度對比，而血漿中白

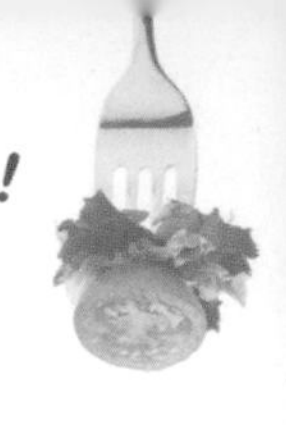

蛋白的存在可以防止水分從血管壁滲出，從而維持血液中分子和離子的濃度對比。

2 **輸送物質**：白蛋白可以載運多種物質，例如脂肪酸、荷爾蒙等，幫助它們在血液中穩定地運輸到需要的組織和器官。這種輸送功能可以幫助身體獲得所需的營養素和能量。

3 **免疫調節**：白蛋白可以和其他蛋白質結合，例如病毒、細菌等，幫助身體識別和應對這些病原體。此外，白蛋白還可以促進免疫細胞的移動和作用，幫助身體應對感染和疾病。

因此，胺基酸和白蛋白在身體中都扮演著舉足輕重的角色，維持了人體正常的生理功能。具體來說，適量攝取由胺基酸組成的蛋白質，可以幫助身體建構組織、提供能量、維持免疫系統健康等，而白蛋白則是血液中一種重要的輸送蛋白，具有維持血漿滲透壓、輸送物質的功能。但需要注意的是，過量攝取蛋白質可能對健康有害，因此應該根據個人情況適當攝取和調配。

蛋白質食物經過再次烹調後，營養素還存在？

蛋白質是由胺基酸組成的生物大分子，烹飪過程可以使其發生變化，但一般情況下，烹調後的蛋白質仍然會保留其大部分營養價值，除非高溫長時間加熱或過度烹調。

適當的烹調可以提高蛋白質的可消化性和生物利用率，例如烤、煮、蒸、炒等方式都可以保留蛋白質的營養價值。但是，如果過度加熱或烹調時間過長，蛋白質的分子結構可能會被破壞，從而導致營養價值的流失。

因此，建議選擇適當的烹飪方法，適當控制烹調時間和溫度，並避免過度加熱或過度烹調，才能保留蛋白質食物的營養素。

兒童及青少年為什麼要早睡？非動眼睡眠時期及動眼睡眠時期對身體健康的影響？

早睡對兒童及青少年身體健康有著多重益處，包括以下方面：

1. **生理修復**：早睡有助於促進生理修復和恢復。身體在睡眠時進行各種修復和再生的過程，包括細胞修復、免疫系統強化和能量補充。
2. **心理健康**：良好的睡眠與心理健康密切相關。足夠的睡眠可以幫助減輕壓力、焦慮和憂鬱，有助於維持良好的情緒狀態。
3. **記憶和學習**：睡眠對於學習和記憶功能至關重要。夜間的深度睡眠階段，對於知識的固化和學習的鞏固能起到關鍵作用。
4. **免疫系統**：睡眠有助於維持免疫系統的正常功能。充足的睡眠時間，能讓身體更好地應對病毒和細菌。

至於睡眠的兩個主要階段，即非動眼睡眠（NREM）時期和動眼睡眠（REM）時期，它們分別對身體產生不同的影響：

1 **非動眼睡眠時期**：在這個階段，身體進入深度睡眠，體溫下降，肌肉放鬆，有助於身體修復和生長，並促進能量的節約。

2 **動眼睡眠時期**：這是夢境發生的時期，眼球快速運動，腦部活動明顯增加。動眼睡眠對於心理健康、情緒平衡和學習過程至關重要。

良好的睡眠習慣包括保持固定的睡覺和起床時間，營造舒適的睡眠環境，以及避免在睡前攝取咖啡因和過多的刺激性食物。良好的睡眠習慣有助於確保兒童及青少年充足的睡眠，提升身體和心理的整體健康。

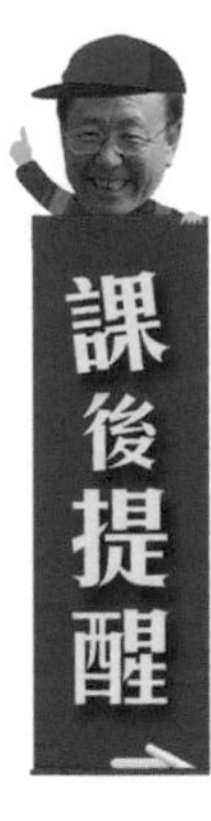

鐵是人體內非常重要的礦物質，和情緒、睡眠、食慾、記憶、學習、腸道運作，以及運動、免疫和疼痛調節等等重要生理現象都有密切關係。

至於胺基酸和白蛋白，胺基酸是建構身體的蛋白質，和參與各種重要生理作用的關鍵物質之一；白蛋白則可以說是人體物質的郵差和快遞，另外還會擔任人體警察，驅除外來異物的角色。

而良好的睡眠習慣則是讓孩子在睡夢中好好發育長大重要的措施，還能減輕孩子的壓力、焦慮和憂鬱，是非常重要的維持和幫助孩子生長的方法；同時，充足的睡眠則能讓營養素好好在身體裡面運作，讓身體和心理臻達全健康狀態，不能不察。

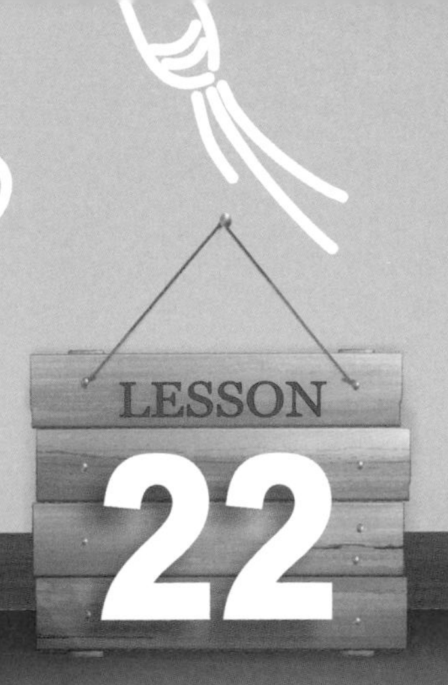

課後強化班（二）

怎樣正確幫助孩子腦、眼、腸的生長發育？

吃對食物、養成好習慣，讓重要器官好好發展，奠定成長基礎

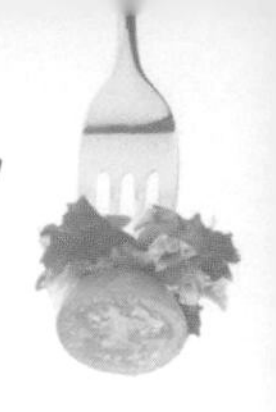

腦部、眼睛和腸道，是身體中重要的三大器官，在孩子發育過程中更是扮演舉足輕重的角色，因此本強化班特別將Omega-3脂肪酸、蛋白質、酪胺酸、維生素A、維生素C、維生素E、葉黃素和玉米黃質等對這三個器官有幫助的諸多營養素提出來。

同時，和腸病毒有關的補充療法也都在本強化課提出說明。

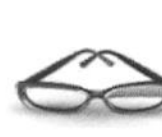

如何在食物中增加兒童及青少年的腦部營養？

提供兒童及青少年腦部所需的營養是重要的，這有助於支持他們的學習、發展和整體健康。以下是一些營養和食物建議，有助於增加青少年的腦部營養：

1. **Omega-3脂肪酸**：富含omega-3脂肪酸的食物對腦部發育和功能至關重要，包括魚類，如鮭魚、鯖魚、鯡魚，亞麻籽、南瓜籽及核桃等。

2 **蛋白質**：蛋白質是腦部所需的重要營養素。優質蛋白質來源包括雞肉、火雞、豆類、雞蛋、堅果和豆腐。

3 **維生素、抗氧化物和礦物質**：確保攝取足夠的維生素B群（特別是B6、B9和B12）、維生素D、鐵、鋅和鎂，這些營養素對於腦部功能和發展非常重要。而各種色彩繽紛的蔬菜和水果能提供豐富維生素和抗氧化物，有助於維持腦部健康。藍莓、番茄、紅橙、綠色蔬菜等都是良好的選擇。

4 **酪胺酸**：是一種胺基酸，是體內合成蛋白質所必需的。酪胺酸同樣對腦部發育和功能有一定的影響，因為它是腦內神經遞質的前體之一。神經遞質是腦部通信的化學信使，而酪胺酸可以轉換為多巴胺、腎上腺素和去甲腎上腺素等神經遞質。因此，確保在飲食中包含多樣化的食物，特別是提供足夠蛋白質和胺基酸的食物，有助於支持兒童及青少年的腦部發育。含有酪胺酸的食物有：

(1) **乳製品**：牛奶、奶酪、優格等乳製品是豐富的酪胺酸來源。

(2) **肉類**：尤其是家禽、牛肉、豬肉等，是良好的酪胺酸來源。

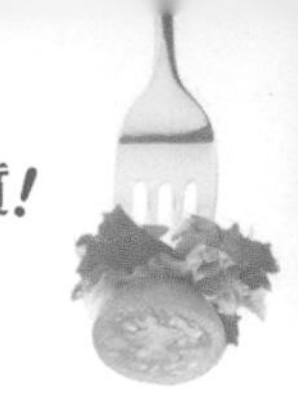

(3) **魚類**：特別是鮭魚、鰻魚和鱒魚，富含酪胺酸。

(4) **蛋類**：蛋白中含有酪胺酸。雞蛋是一種營養豐富的食品，其中也包含這種胺基酸。

(5) **豆類和豆製品**：黃豆、黑豆、綠豆等豆類以及豆製品，如豆腐和豆漿，也含有酪胺酸。

(6) **堅果和種子**：杏仁、核桃、腰果等堅果以及芝麻、南瓜籽等種子，都是酪胺酸的來源。

5 **穩定的能量**：選擇全穀食品，如糙米、燕麥、全麥麵包，這些食物提供較為穩定的能量，有助於維持兒童及青少年注意力和專注力。

6 **足夠的水**：確保兒童及青少年保持良好的水分狀態，水對於腦部功能和集中力至關重要。

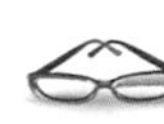

為什麼 DHA 稱為聰明的腦部脂肪酸？飲食生活中如何攝取？

DHA 是一種脂肪酸，被稱為「聰明的腦部脂肪酸」，因為它是腦部組織中最豐富的脂肪酸之一，對於腦部發育、神經元的生長和功能，以及認知和情緒方面都有重要作用。對兒童及青少年而言，是成長發育過程中很重要的營養素。

DHA 的主要攝取來源是魚類，特別是油性魚類。大部分的魚類都含有一定量的 DHA 脂肪酸，但不同種類的魚類中 DHA 脂肪酸的含量可能會有所不同。研究顯示，DHA 脂肪酸主要存在於魚的油脂部分，因此通常含油脂較多的魚類，如鮭魚、鯖魚、鯨魚等，其 DHA 脂肪酸的含量也相對較高。另外，因為魚頭是含有豐富 DHA 脂肪酸的部位，相對也有較高的膽固醇含量，因此食用時需注意攝取量。

此外，蝦、蟹等海鮮也含有一定含量的 DHA。若是素食者，可以考慮攝取亞麻籽油、堅果、豆類、蔬菜等含有 α- 亞麻酸（ALA）的食物，

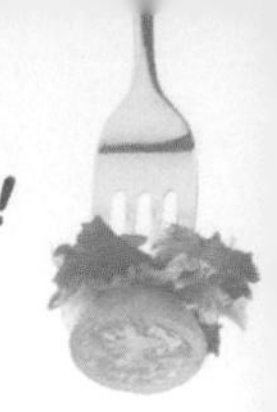

因為攝取進入身體後可以轉化為 DHA。

建議每日攝取的 DHA 量約為 250 至 500 毫克，但具體攝取量仍需考慮個人的年齡、健康狀況和其他飲食習慣等因素。

DHA 是一種多元不飽和脂肪酸，它是對降低膽固醇有幫助的脂肪酸之一，可以降低三酸甘油脂和低密度脂蛋白膽固醇（LDL-C）的水平，進而降低血液中的總膽固醇和三酸甘油脂的水平。DHA 也有助於提高高密度脂蛋白膽固醇（HDL-C）的水平，進而改善血脂概況。

需要注意的是，雖然 DHA 可以降低膽固醇水平，但這不代表可以不限量地攝取 DHA。過量攝取 DHA 可能會增加膽固醇和三酸甘油脂的風險，因此建議人們要適量攝取 DHA。此外，也建議在攝取 DHA 的同時，注意控制總膽固醇的攝取量，並遵循均衡飲食原則。

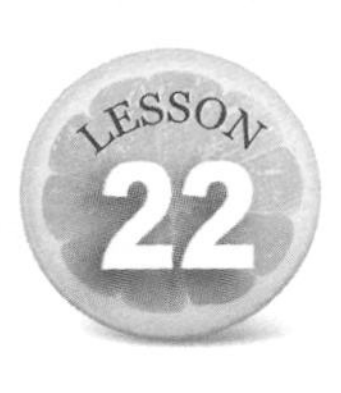

兒童及青少年長時間使用3C產品，很傷眼睛，有哪些營養素及食物可以幫助修復？

長時間使用3C產品可能導致眼睛疲勞和乾眼症，可能是由於眨眼次數減少，以及眼睛長時間對著3C螢幕造成的藍光輻射所致。以下提供一些營養素及食物，適當補充給兒童及青少年，能幫助他們修復眼睛的問題：

1. **維生素A**：有助於保持眼睛健康，能製造眼睛所需的色素和保持正常視力。含有維生素A的食物包括胡蘿蔔、南瓜、甜薯、芒果、菠菜和肝臟等。
2. **維生素C**：有助於增強眼睛血管健康，減少眼睛疲勞。含有維生素C的食物包括橘子、草莓、花椰菜、葡萄柚和番茄等。
3. **維生素E**：有助於保護眼睛免受自由基的傷害，減少眼睛疲勞和乾眼症。含有維生素E的食物包括堅果、種子、橄欖油和蔬菜等。
4. **Omega-3脂肪酸**：有助於減少眼睛炎症和乾眼症。含有Omega-3脂肪酸的食物包括鮭魚、鯡魚、鰻魚、亞麻籽和堅果等。

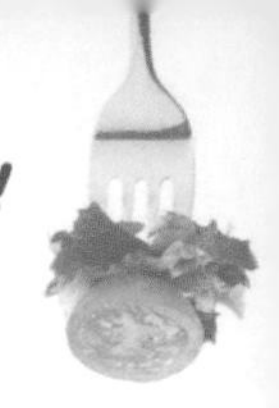

5 **葉黃素和玉米黃質**：有助於保護眼睛免受藍光輻射的傷害，減少眼睛疲勞和乾眼症。含有葉黃素和玉米黃質的食物包括葉綠素豐富的蔬菜和水果，例如菠菜、羽衣甘藍、玉米和桃子等。

總結而言，保持均衡飲食，攝取含有這些營養素的食物，可以幫助緩解眼睛疲勞和乾眼症等。

腸病毒的輔助療法

諾羅病毒是一種常見的腸道病毒，尤其在兒童中較為常見。該病毒主要通過食物或飲用受污染的水源傳播，也可以通過接觸被感染者的衣物、手和其他物體而傳播。諾羅病毒感染通常會導致腹瀉、嘔吐、發燒和腹痛等症狀。

目前沒有特別針對諾羅病毒的特效藥物。當孩子因為腸病毒感染造成腹瀉和嘔吐時，身體會失去大量的水分和電解質，可能導致脫水和電解質

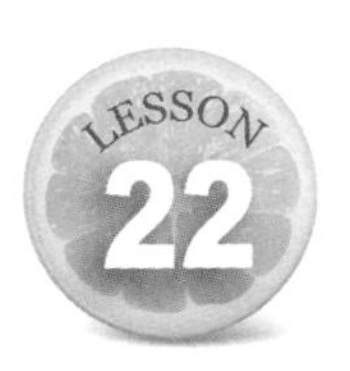

失衡。為了補充身體所需的水分和電解質，建議進行以下的慣常的輔助療法，可以幫助緩解症狀，減輕不適感，並加快康復。對於脫水嚴重或病情惡化的患者，可能需要住院治療，並接受靜脈輸液和其他支持性治療。

1. **適當的水分補充**：保持水分攝取，讓孩子多喝開水、鹽水或橙汁等電解質飲料。也可以在家裡使用口服補液鹽（ORS），但需注意飲用量不宜過多，分次分量較適當。
2. **增加食物攝取**：可以嘗試給孩子吃一些易消化、高能量、高蛋白的食物，例如麵條、米粥、雞肉、魚肉等。
3. **充分休息**：盡量讓孩子保持休息和睡眠，幫助身體恢復和抵抗疾病。
4. **注意個人衛生**：保持孩子的手部和周圍環境的清潔，防止細菌感染和傳播。
5. **監測病情**：監測孩子的體溫、脫水程度、飲食和排便情況等病情變化，及時向醫生反映病情。

需要注意的是，以上方法只是在醫生建議下進行的輔助治療措施，如果孩子病情加重或持續惡化，應及時就醫並且遵循醫生的治療建議。

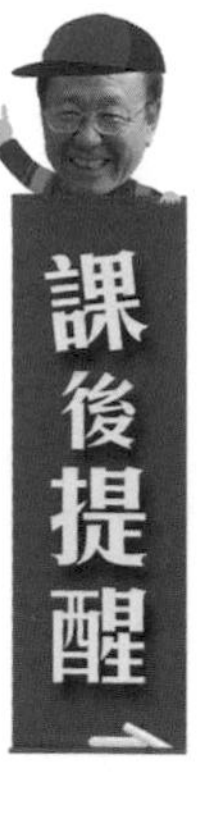

對於強化腦部營養和眼睛營養的方式，主要是保持均衡的飲食，讓食物多樣化，以確保提供全面性的營養。此外，定期運動和良好的睡眠，也會對兒童及青少年的腦部及眼睛發展起很大的作用。

當然，減少3C的使用，才是保護腦部和眼睛最重要的手段，也是真正治本的關鍵方式，一定要遵守。

還有，諾羅病毒產生的腸病毒輔助療法雖然可以緩解症狀，減輕不適，協助康復，但還是務必諮詢醫生或營養師的建議，以免延誤治療。

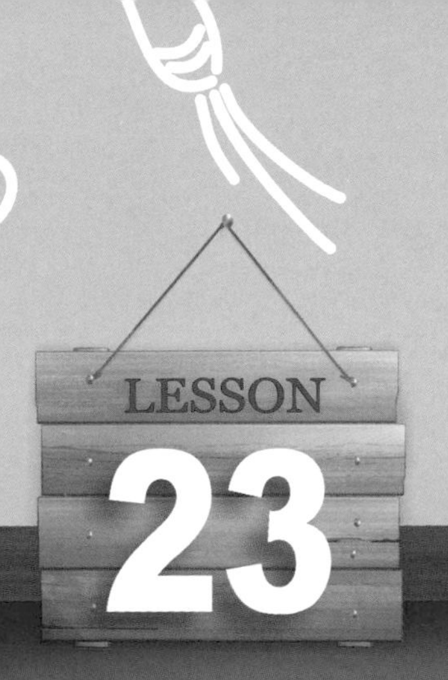

課後強化班（三）

垃圾食物大變身！飲料和零食的營養大轉化

揭示飲食秘訣，將零食和飲料轉化成健康美味，讓「垃圾變黃金」

許多零食和飲料一般都被認為是危害健康的垃圾食物，甚至是罪魁禍首之一；然而，其實只要好好掌握營養知識，善加利用各類食物之間的特性，就可以把「垃圾變黃金」，不僅能夠調配出具有功能性的健康美味飲料，還能搭配出所謂的「健康零食」，吃美味又吃健康。

本文將燕麥、牛奶、咖啡、豆漿、紅茶和奶茶等飲料，還有堅果、蔬菜條、優酪乳（優格）、黑巧克力等提出說明，介紹應該如何健康吃的方式。

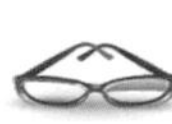

燕麥和牛奶會阻礙鈣質吸收？

燕麥和牛奶都是含有鈣質的食物，但燕麥中有一種叫做「植酸」(phytic acid) 的物質，這種物質會結合鈣質，形成難以被消化的化合物，進而影響鈣質的吸收。此外，燕麥中含有膳食纖維，這些膳食纖維能夠降低腸道的酸度，進而影響鈣質的溶解和吸收。

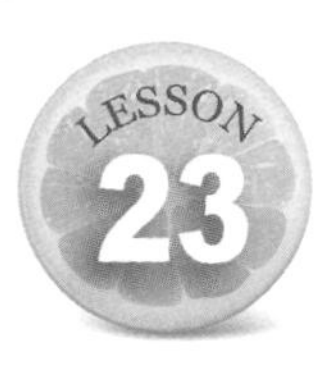

至於牛奶，含有豐富的鈣質和維生素D，有助於促進鈣質的吸收和利用。但是，一些研究表明，牛奶中蛋白質和鈣質的結合，也可能會降低鈣質的吸收率。

根據以上說明，可以理解燕麥加牛奶的組合，可能會對鈣質的吸收產生一定程度的影響。如果食用燕麥或牛奶卻擔心鈣質攝取的問題，建議添加其他含有豐富鈣質的食物，例如堅果、豆類或葉菜類，同時多攝取維生素D，這樣可以更好地幫助身體吸收和利用鈣質。

喝咖啡可以增加棕色脂肪，燃燒卡路里？

市面上不少咖啡減重的廣告，喝咖啡真的可以減重嗎？一些研究顯示，喝咖啡確實能夠刺激可以產熱、消耗卡路里的棕色脂肪的活性，從而

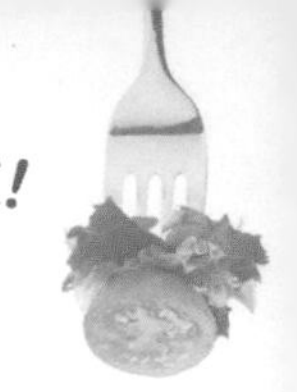

增加身體的代謝率和消耗卡路里的效率。這種作用被歸因於咖啡中含有的咖啡因和其他生物活性成分所致。

咖啡因是一種中樞神經系統刺激劑，可以刺激交感神經系統的活性，從而促進身體產生能量。咖啡因還可以刺激脂肪組織中的腎上腺素釋放，這種激素可以刺激棕色脂肪細胞的活性。此外，咖啡中有物活性成分，如氯原酸和綠原酸等，這些成分也被認為可以刺激身體的代謝率，從而幫助身體消耗更多的卡路里。

總體而言，喝咖啡可以通過刺激棕色脂肪的活性和促進身體代謝率的提高，增加身體消耗卡路里的效率。然而，需要注意的是，過量的咖啡因攝入可能會對身體造成負面影響，例如影響睡眠質量、增加焦慮和神經衰弱等。因此，在飲用咖啡時應該注意適量；同時，兒童及部分青少年可能遺傳基因因素，喝咖啡可能產生身體不適情形，請家長注意不要讓孩子飲用。

豆漿營養大勝牛奶？哪些人不宜吃？

豆漿是一種由大豆經過浸泡、研磨、煮熟製成的飲品，含有豐富的植物蛋白質，是許多人喜愛的飲品之一。相較於牛奶，豆漿的營養價值更高，下面列出豆漿的六大神奇功效：

1. **降低膽固醇**：豆漿含有鈣、磷、鐵等礦物質，其中鐵的含量是牛奶的25倍。另外又富含不飽和脂肪酸、大豆皂苷、異黃酮、卵磷脂等數十種對人體有益的物質；豆漿中的植物固醇能降低膽固醇水平，有助於預防心血管疾病。
2. **預防乳腺癌**：豆漿中含有異黃酮，這是一種植物化學物質，有助於預防乳腺癌。
3. **增強免疫力和保護神經系統**：豆漿含有豐富的維生素B和維生素E，有助於增強身體免疫力和保護神經系統。

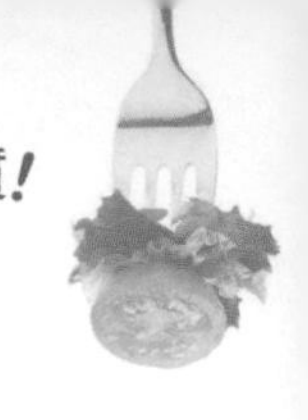

4 **有益消化道**：豆漿中的大豆膳食纖維有助於促進腸道蠕動，預防便祕。

5 **幫助減肥**：豆漿中的大豆蛋白質是優質蛋白質，消化時間較長，能夠讓人感到飽足，有助於減少進食量，達到減肥的效果。

6 **對胃癌、腸癌、乳腺癌有特效**：豆漿中所含的蛋白質和硒、鉬等都有很強的抑癌和治癌能力，尤其對胃癌、腸癌、乳腺癌更有特效。

雖然豆漿營養豐富，但並非所有人都適合飲用，以下是不宜飲用豆漿的人群：

1 **腎臟功能不良者**：豆漿中含有一定的鈣、鉀等礦物質，對於腎臟功能不良的人來說，可能會增加腎臟的負擔。

2 **甲狀腺機能亢進者**：大豆中含有一些物質會干擾甲狀腺的功能，因此甲狀腺機能亢進者不宜飲用過多的豆漿。

3 **體內有荷爾蒙依賴性疾病者**：大豆中含有一些植物雌激素，對於體內有荷爾蒙依賴性疾病（如乳腺癌、子宮內膜異位症等）的人來說，可能會對疾病產生影響，建議在醫生指導下飲用。

4 **脂肪肝患者**：豆漿中含有一定的脂肪，對於脂肪肝患者來說，可能會加重病情。

5 **過敏體質者**：有些人可能對大豆蛋白質過敏，建議先做過敏測試，確認自己是否對大豆蛋白質過敏。

總體而言，豆漿對於大多數人來說都是一種健康的飲品，但仍需要注意有一些人不宜飲用，如果有任何疑慮，建議先諮詢醫生的意見。

奶茶（紅茶牛奶）有營養嗎？

紅茶牛奶也是所謂的「奶茶」，是將茶葉與牛奶混合在一起泡製而成，非常受到年輕人的喜愛。奶茶被視為是休閒飲品，具有營養成分嗎？以下就提供相關的資訊。

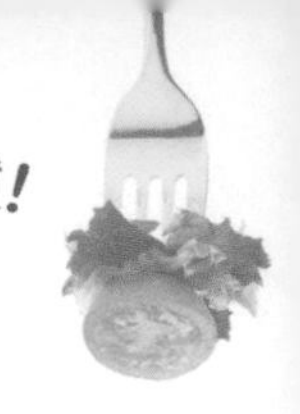

1 **營養**：牛奶含有蛋白質、脂肪、鈣等營養素，可以為人體提供能量和營養，但同時也會增加熱量和脂肪的攝取。而紅茶中含有茶多酚等天然化合物，具有抗氧化、促進心血管健康等好處。

2 **健康**：喝紅茶牛奶可能對身體健康產生某些好處，例如紅茶中的茶多酚具有抗氧化、抗炎症和免疫調節等作用，而牛奶含有鈣質等營養素可以維持骨骼健康。但是，需要注意的是，紅茶牛奶常含有較多的脂肪和糖，過量攝取，可能對身體健康造成不利影響。

紅茶牛奶是一種美味的飲品，可以提供一定的營養和可能對身體健康有益的作用，但是需要注意飲用的方式和量，避免對健康產生不好的影響。

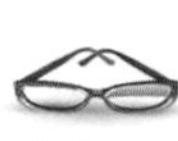

如何健康吃零食？零食有營養素嗎？

放鬆時刻，從事休閒活動時，零食往往是不可或缺的好夥伴，但零食常常被說成是垃圾食物，真的完全不能吃嗎？可以健康的吃零食嗎？

只要你選擇合適的種類並注意攝取的營養素，健康吃零食是可能的。以下是幾個選擇健康零食的建議，提供參考。

1 **堅果類**：杏仁、核桃、腰果等堅果類零食，富含健康的脂肪、蛋白質、纖維、維生素和礦物質。這些營養素有助於維持心血管健康、促進大腦功能和增強免疫系統。

2 **水果**：新鮮水果是營養豐富的零食選擇，可提供維生素、礦物質和天然抗氧化劑。水果也有助於維持腸道健康、控制血糖和提供能量。

3 **蔬菜切片**：胡蘿蔔、黃瓜、芹菜等蔬菜切片是低卡路里、高纖維的零食，有助於控制體重、增加膳食纖維攝入，同時提供維生素和礦物質。

4 **優酪乳或乳製品**：選擇低脂優酪乳或天然優酪乳作為零食，可以提供優質蛋白質、鈣和益生菌，有助於維持骨骼和腸道健康。

5 **黑巧克力**：有較高可可含量的黑巧克力富含抗氧化劑，有助於心臟健康

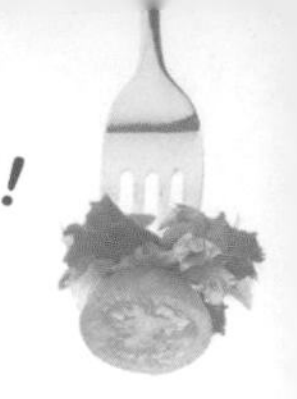

和改善心情。

6 **燕麥餅乾或堅果棒**：選擇含有全穀物和堅果的燕麥餅乾或堅果棒，可增加纖維、蛋白質和健康脂肪的攝取，幫助維持血糖穩定和提供長效能量。

7 **果仁醬**：天然無糖的花生醬或其他堅果醬富含健康脂肪和蛋白質，可以搭配水果或全麥麵包食用。

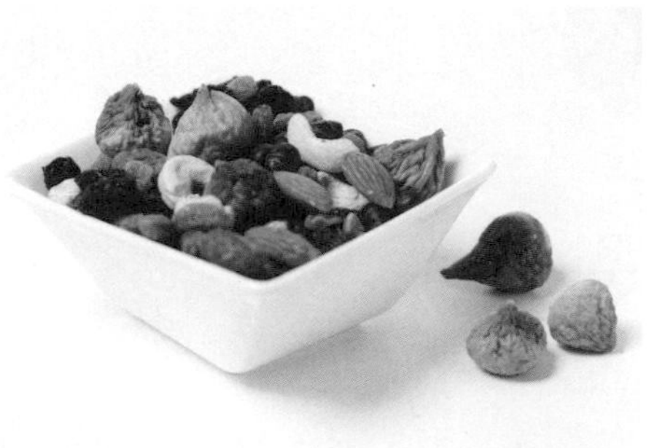

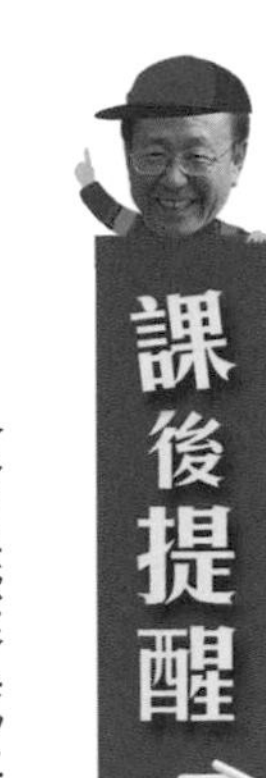

食用燕麥或牛奶時可以添加堅果、豆類或葉菜類等含有豐富鈣質的食物，可以幫助身體吸收和利用鈣質。

而喝咖啡雖然可以增加身體消耗熱量的效率，但需要注意適量飲用。另外，奶茶雖然美味，但是牛奶和糖的用量要注意，以免攝入過多脂肪和糖，危害健康。

健康零食部分，儘管有助於提供營養和滿足想吃的食慾，但健康零食應該選擇是膳食的補充而不是替代品。總之，合理選擇營養豐富的食物作為零食，不只有助於維持身體健康、提供能量和營養，同時還能減少高糖、高脂肪、高鹽的食物攝入，這對保持身體健康至關重要。

新手父母不歸類 SX0021Y

洪泰雄 35921 吃出好體質

臺大爆棚營養課教師傳授的 23 堂聰明挑食法

作　　者／洪泰雄
選　　書／林小鈴
文字整理／蔡意琪、吳燕萍
主　　編／梁志君

行銷經理／王維君
業務經理／羅越華
總 編 輯／林小鈴
發 行 人／何飛鵬
出　　版／新手父母出版・城邦文化事業股份有限公司
台北市民生東路二段 141 號 8 樓
電話：02-2500-7008　傳真：02-2502-7676
網址：http://citeh2o.pixnet.net/blog　E-mail：H2O@cite.com.tw
發　　行／英屬蓋曼群島商家庭傳媒股份有限公司城邦分公司
台北市中山區民生東路二段 141 號 2 樓
書虫客服服務專線：02-25007718；02-25007719
24 小時傳真專線：02-25001990；02-25001991
服務時間：週一至週五上午 09:30-12:00；下午 13:30-17:00
讀者服務信箱 E-mail：service@readingclub.com.tw
劃撥帳號／ 19863813　戶名：書虫股份有限公司
香港發行／城邦（香港）出版集團有限公司
香港灣仔駱克道 193 號東超商業中心 1 樓
電話：（852）2508-6231　傳真：（852）2578-9337
電郵：hkcite@biznetvigator.com
馬新發行／城邦（馬新）出版集團
41, Jalan Radin Anum, Bandar Baru Sri Petaling,
57000 Kuala Lumpur, Malaysia.
電話：603-905-63833　傳真：603- 905-76622
電郵：service@cite.my

國家圖書館出版品預行編目 (CIP) 資料

洪泰雄 35921 吃出好體質【課後加強版】：臺大爆棚營養課教師傳授的 23 堂聰明挑食法 -- 三版 . -- 臺北市 : 新手父母出版 : 英屬蓋曼群島商家庭傳媒股份有限公司城邦分公司發行 , 2024.02
面；　公分 . -- (不歸類 ; SX0021Y)
ISBN 978-626-7008-76-8(平裝)
1.CST: 健康飲食 2.CST: 營養 3.CST: 減重
411.3　113001229

封面設計／劉麗雪
內頁設計／李喬葳、劉麗雪
內頁繪圖／盧宏烈
製版印刷／科億印刷股份有限公司
初　　版／ 2015 年 9 月 22 日
修訂二版／ 2018 年 11 月 13 日
修訂三版／ 2024 年 2 月 15 日
定　　價／ 420 元

城邦讀書花園 www.cite.com.tw

《吃出好體質：甩肉 17 公斤不復胖、臺大爆棚營養課教師傳授的聰明挑食新主張》增訂三版

ISBN 978-626-7008-76-8（平裝）
ISBN 978-626-7008-77-5（EPUB）